JN301845

Mother
いのちが生まれる

写真・文／宮崎雅子

医学書院

Mother──いのちが生まれる

| 発　行 | 2011年11月1日　第1版第1刷Ⓒ |

著　者　宮崎雅子
　　　　みやざきまさこ

発行者　株式会社　医学書院
　　　　代表取締役　金原　優
　　　　〒113-8719　東京都文京区本郷1-28-23
　　　　電話　03-3817-5600(社内案内)

印刷・製本　横山印刷

本書の複製権・翻訳権・上映権・譲渡権・公衆送信権(送信可能化権を含む)
は㈱医学書院が保有します.

ISBN978-4-260-01444-1

本書を無断で複製する行為(複写,スキャン,デジタルデータ化など)は,「私
的使用のための複製」など著作権法上の限られた例外を除き禁じられています.
大学,病院,診療所,企業などにおいて,業務上使用する目的(診療,研究活
動を含む)で上記の行為を行うことは,その使用範囲が内部的であっても,私的
使用には該当せず,違法です.また私的使用に該当する場合であっても,代行
業者等の第三者に依頼して上記の行為を行うことは違法となります.

JCOPY　〈㈳出版者著作権管理機構　委託出版物〉
本書の無断複写は著作権法上での例外を除き禁じられています.
複写される場合は,そのつど事前に,㈳出版者著作権管理機構
(電話 03-3513-6969,FAX 03-3513-6979,info@jcopy.or.jp)の
許諾を得てください.

はじめに

　お産の場に大きな魅力を感じて，妊婦さんやその家族，生まれてくる赤ちゃんの写真を撮りつづけてきました。

　写真を撮り始めたのは20歳代後半でしたから，かれこれ25年ほどが経ちます。気がつくとお産の写真を撮る時間は，私の日常の中にあたりまえのように存在していました。

　夜明け前であろうが，深夜の時間帯であろうが，何があろうとも産む人のもとに駆けつけてきました。

　いよいよ赤ちゃんが生まれそうになる時にはピンと空気が張りつめ，やがて元気な産声が響く時，みんなの心は1つになり喜びを分かち合う。そんな，家族にとって特別な日を撮影しながら感じてきたことを「いのちの響き」というフォトエッセイにし，1999年から3年間『助産婦雑誌』に連載しました。10年の時を経て再び続編「いのちのささやき」をスタートさせ，これまで撮りためた写真とあわせて1冊にまとめたのがこの写真集です。

　Chapter 1は写真とエッセイを，Chapter 2はお産に出会ってから今日までの，お産を取り巻く環境や産む人の移り変わり，そしてこれまでご縁があった助産師さんからお聞きした言葉で構成しました。

　これから子どもを産むカップルや，助産師を目指す方，いのちにかかわる方たちに，子どもを宿した女性たちのエネルギーに満ちた姿やお産に立ち会う家族の表情，生まれたての赤ちゃんの力強さ，産む人に寄り添う助産師や，自然分娩の魅力を知っていただけたらと心から願っています。

　2011年9月

宮崎雅子

contents

Chapter 1

Ⅰ. 月満ちる　mother moon ····· 5

Ⅱ. 生まれる　document of the birth ····· 29

Ⅲ. 抱擁　meet my baby ····· 57

Ⅳ. いのちの響き　sound of soul ····· 89

Chapter 2

お産の写真を撮りつづけて ····· 108

アートディレクション・デザイン：関宙明（ミスター・ユニバース）

Chapter 1

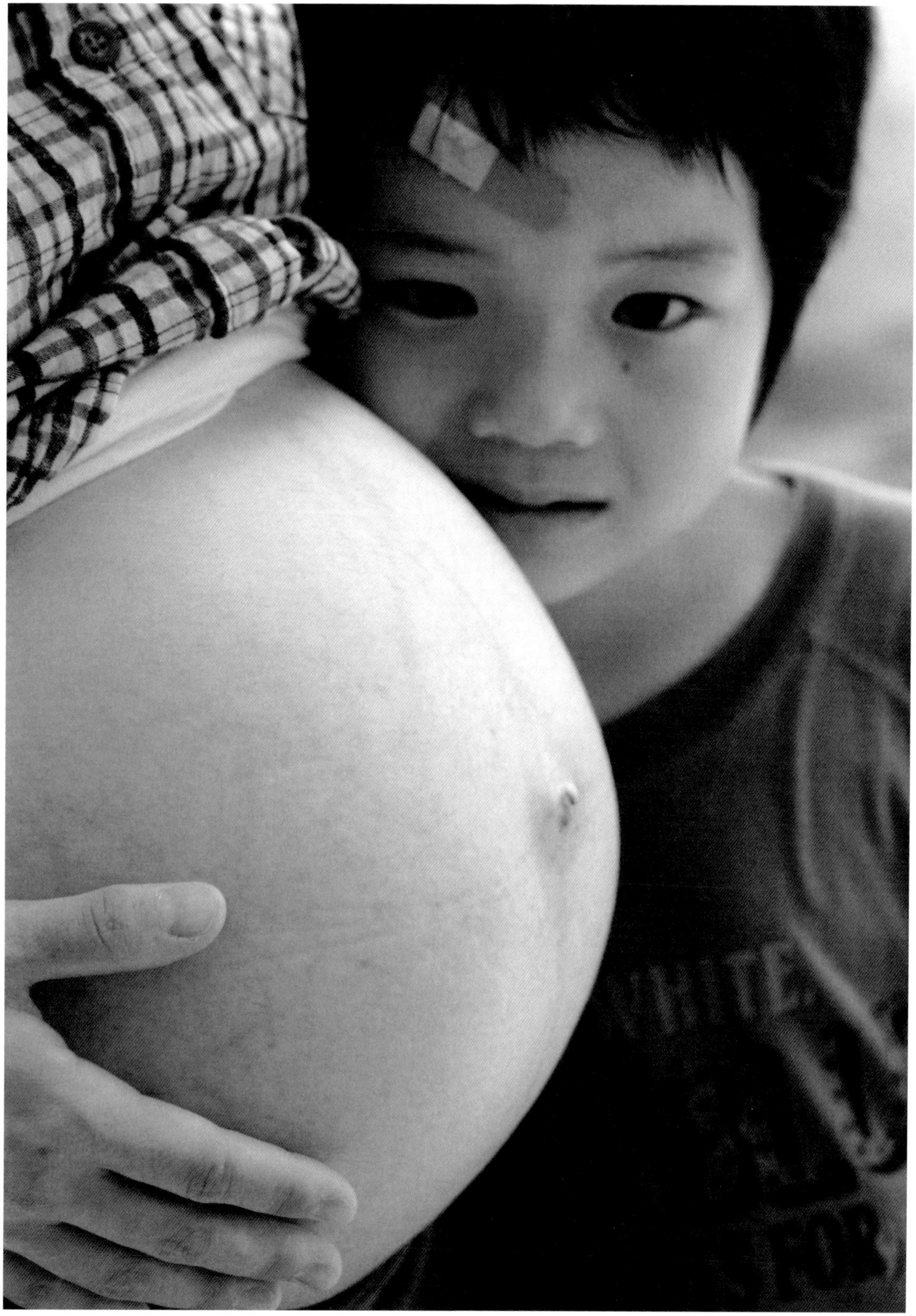

いのちってなあに

おかあさんの　おなかは　まあるいよ

おかあさんの　おなかに　赤ちゃんがいるんだって

ぼくは　ようちえんから　かえったら

まいにち　赤ちゃんに　はなしかける

「あかちゃん　いるんだよね。なおくんだよ」

きのう　弟といっしょに

「あかちゃん　いつうまれるの？」ってきいてみた

赤ちゃんの　足が　ぐにっと　うごいたよ

もうじき　赤ちゃんに　会えるんだ

I

月 満ちる

mother moon

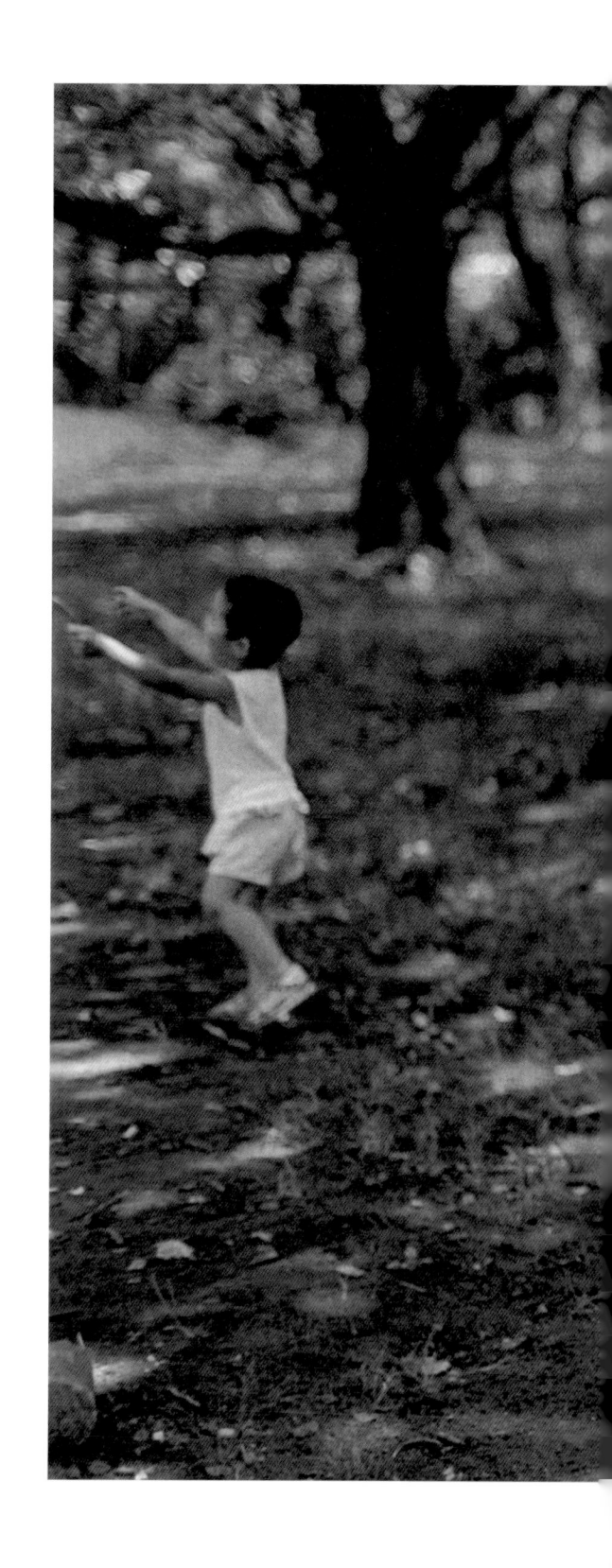

7

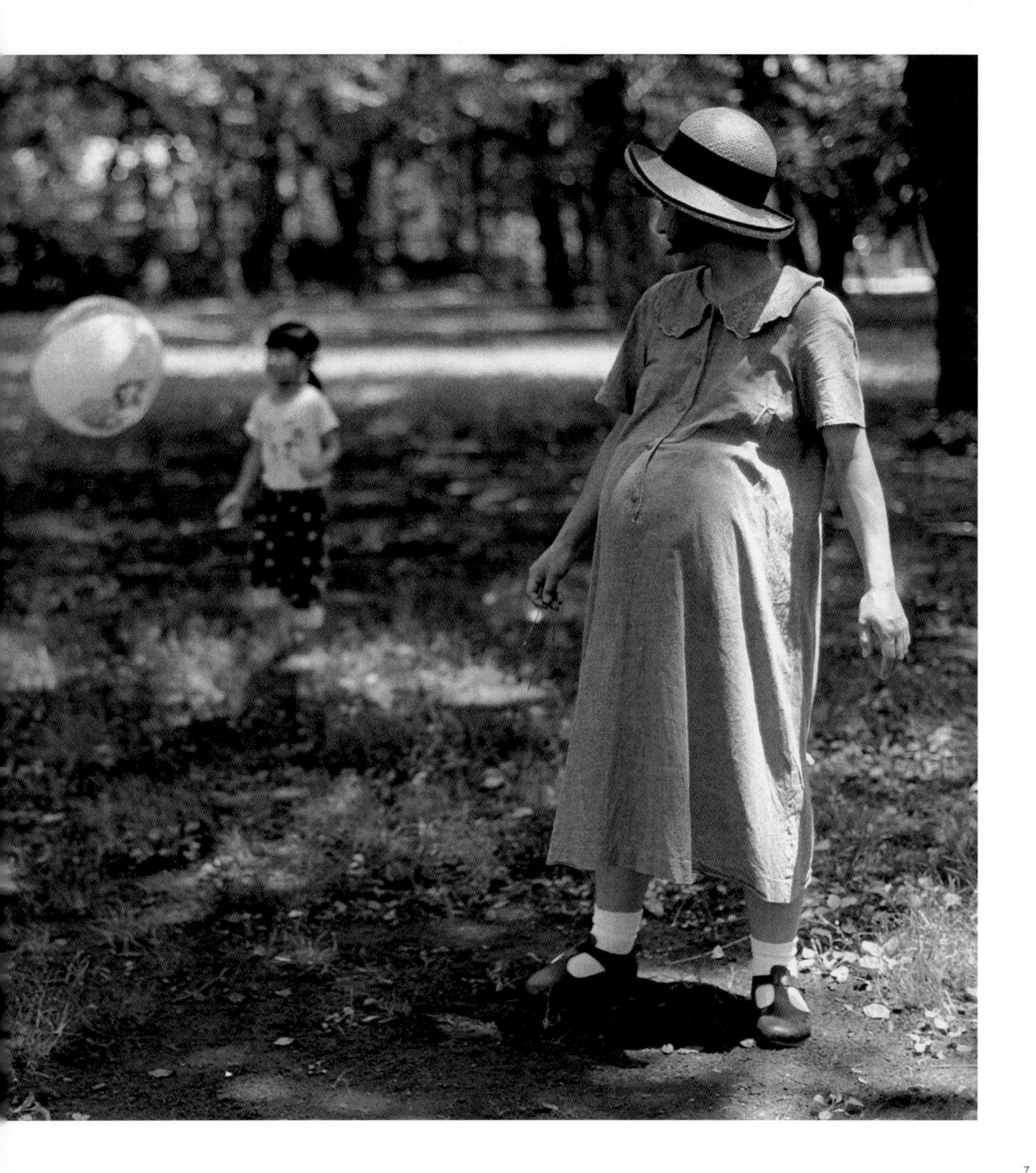

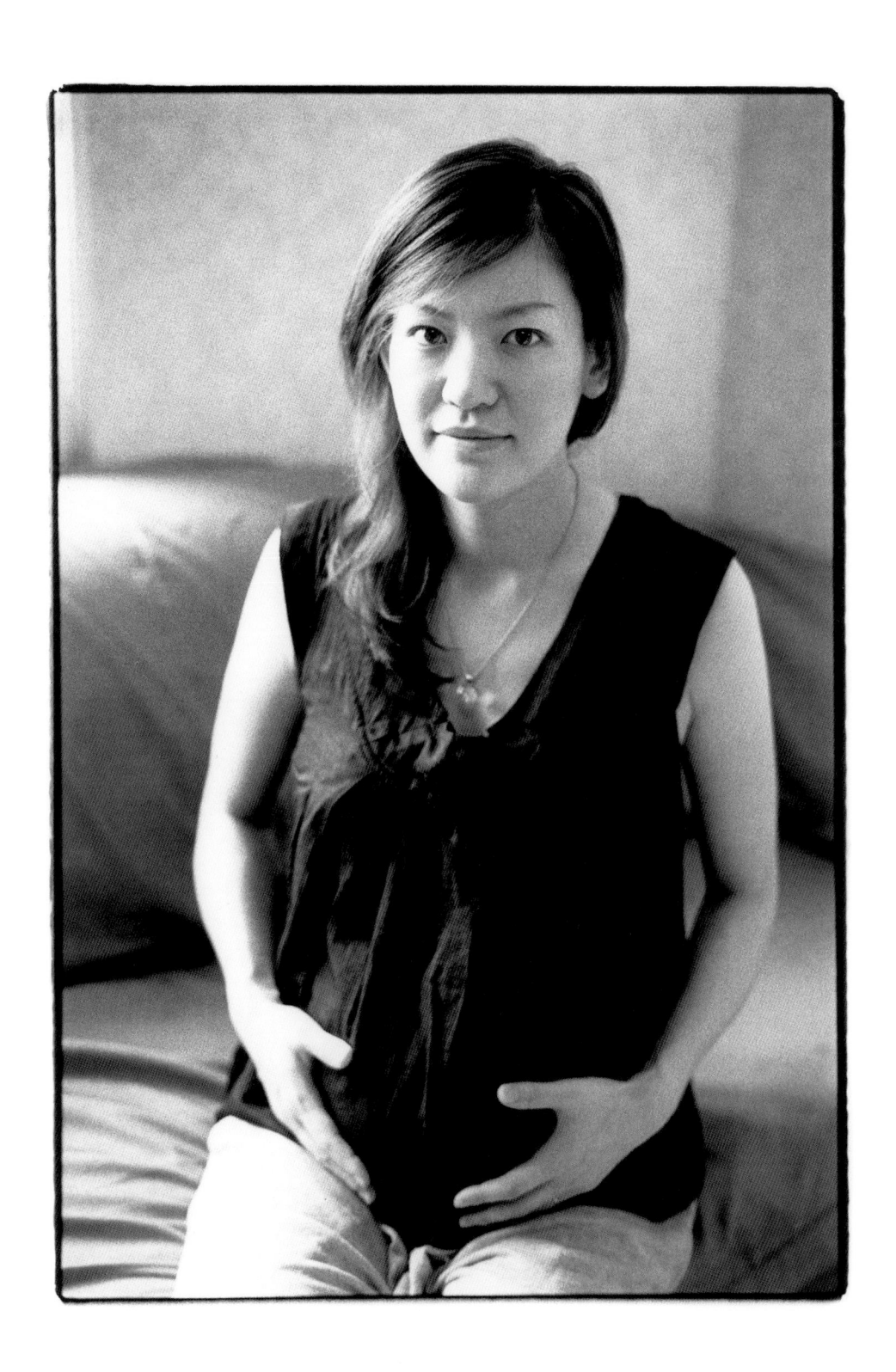

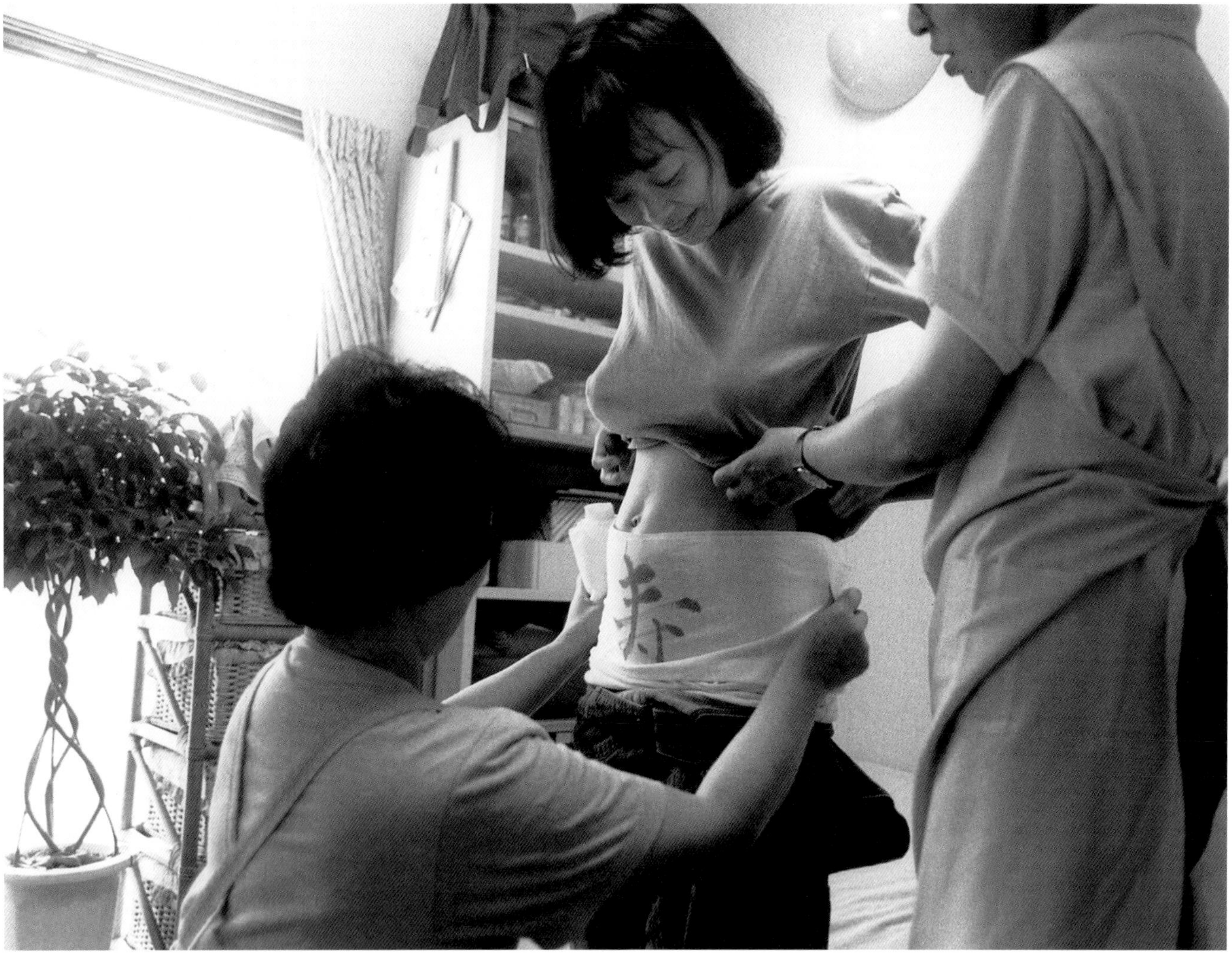

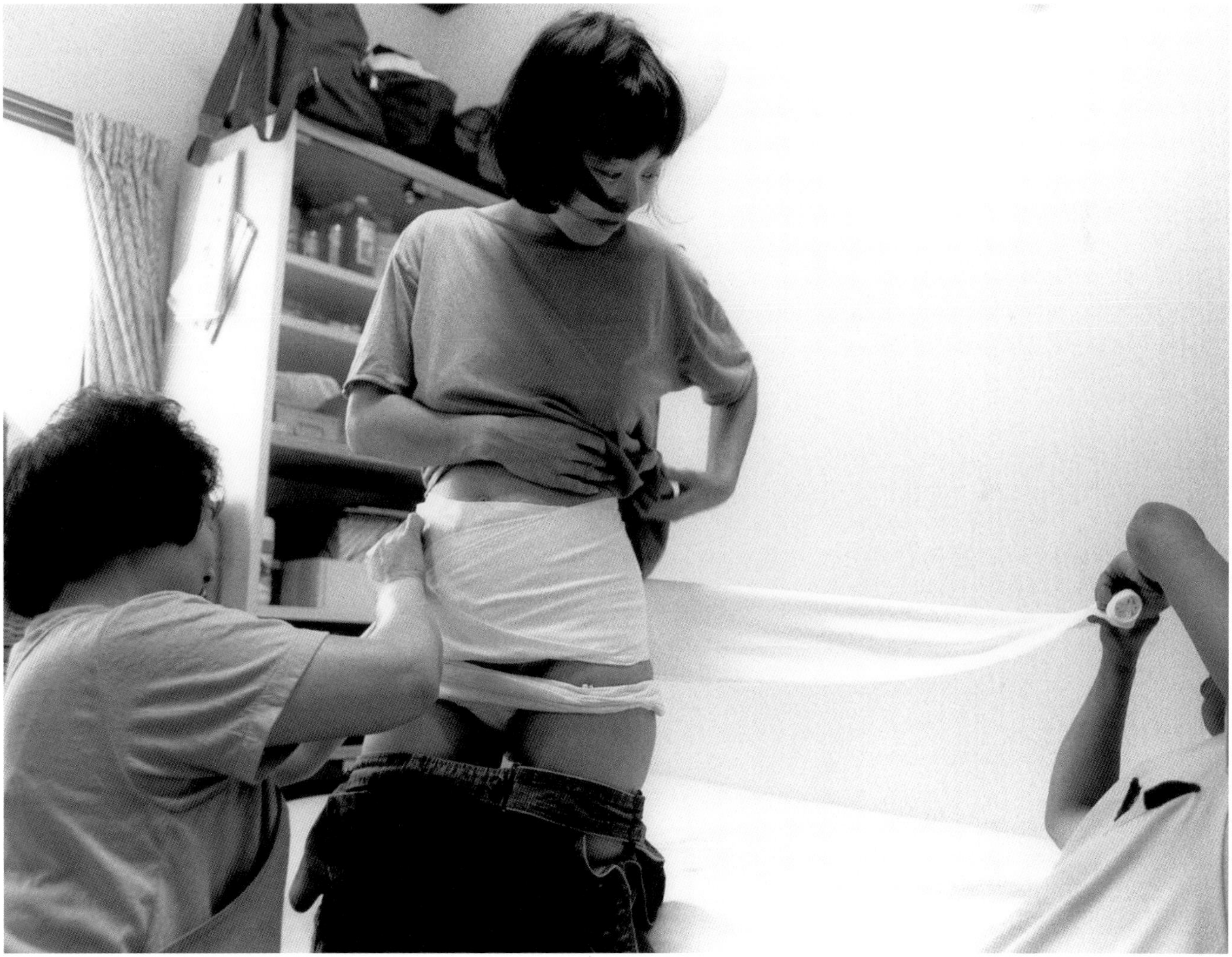

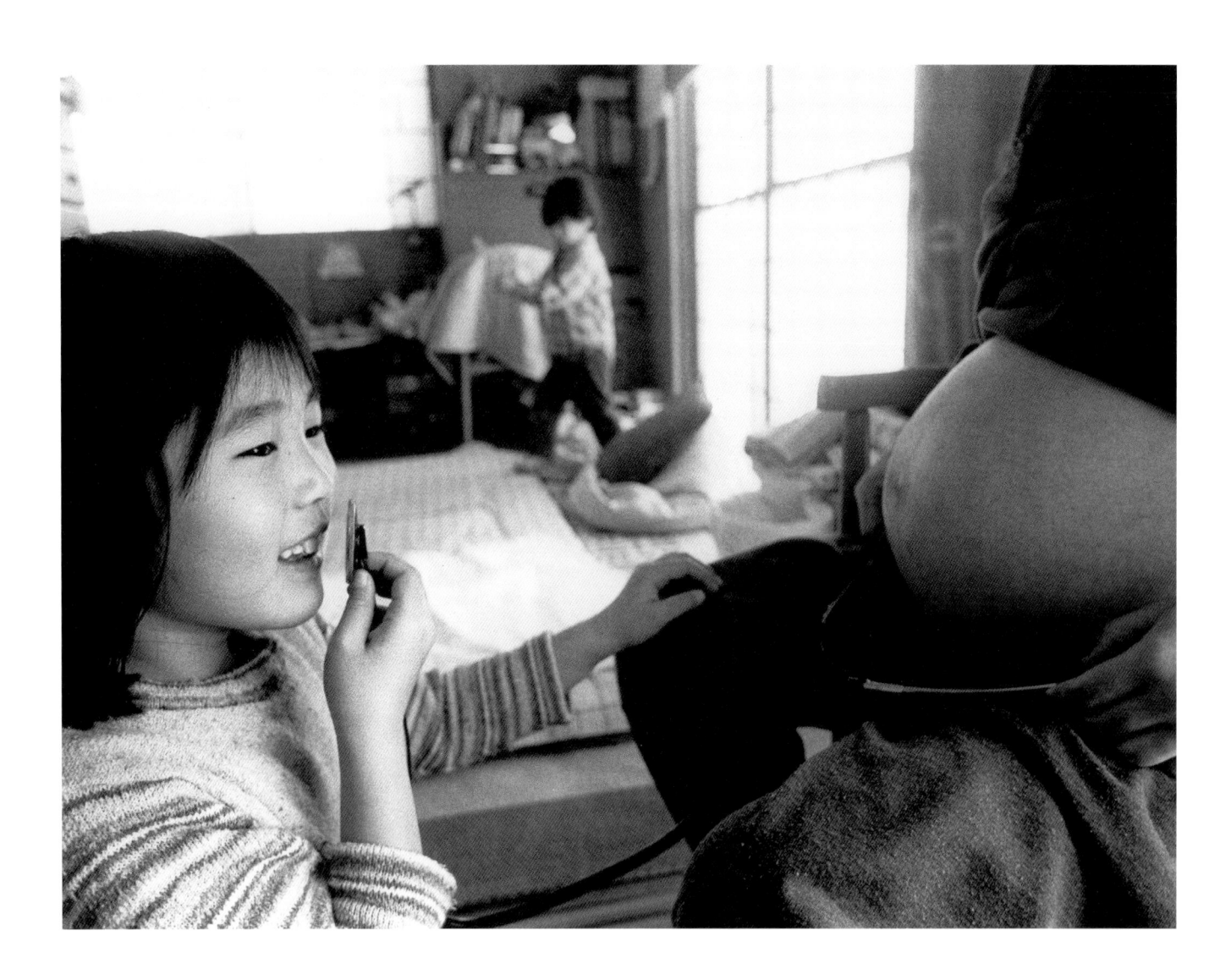

13

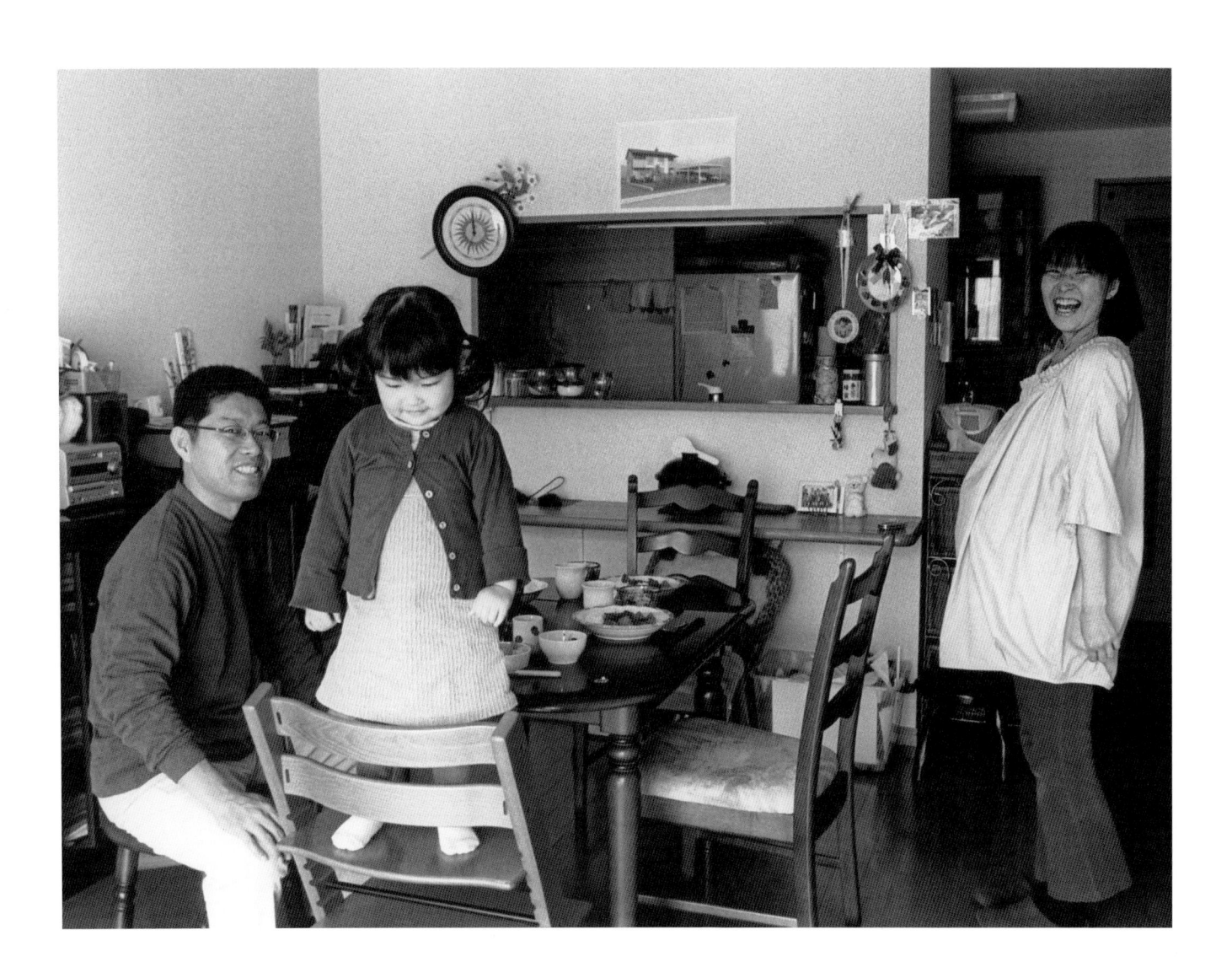

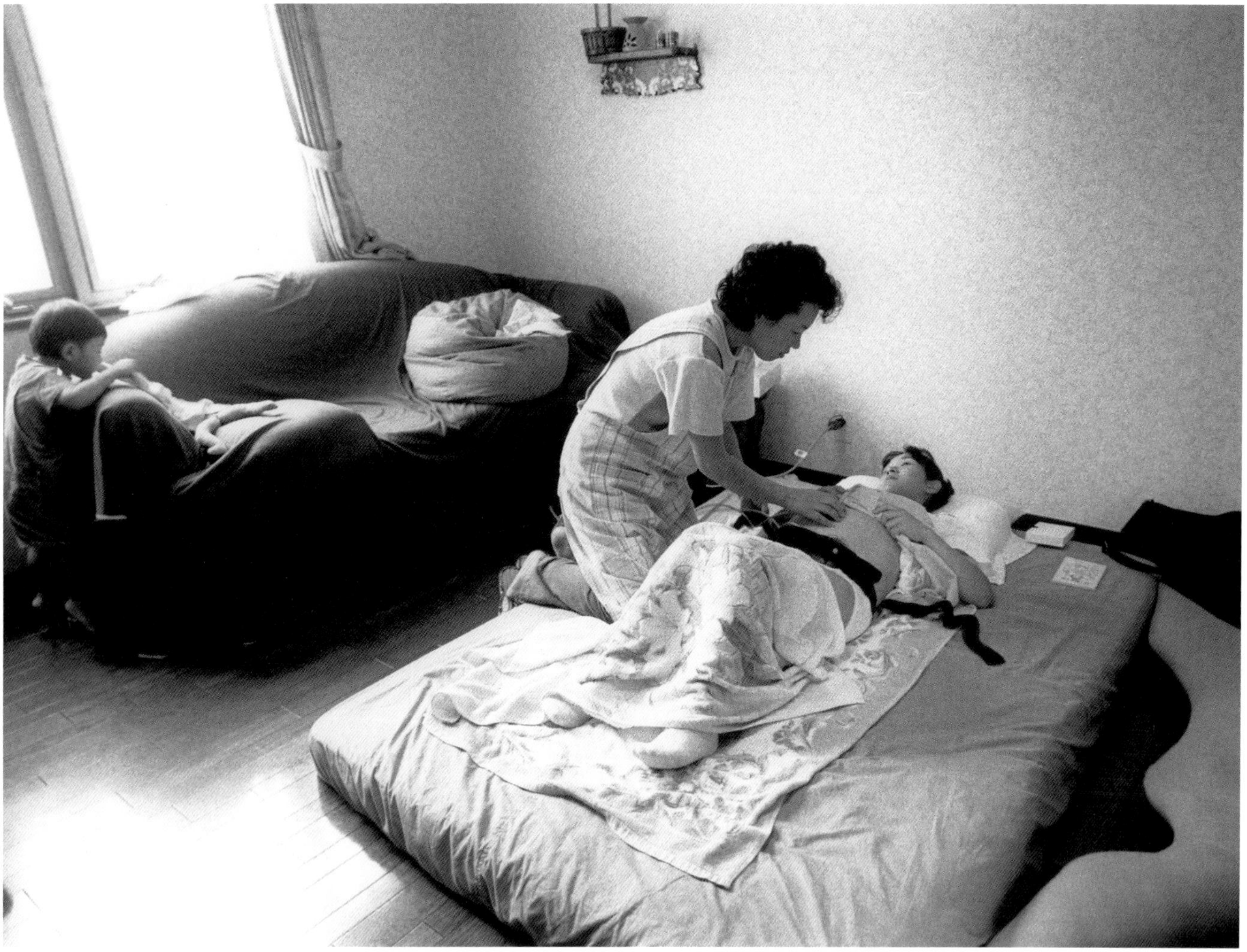

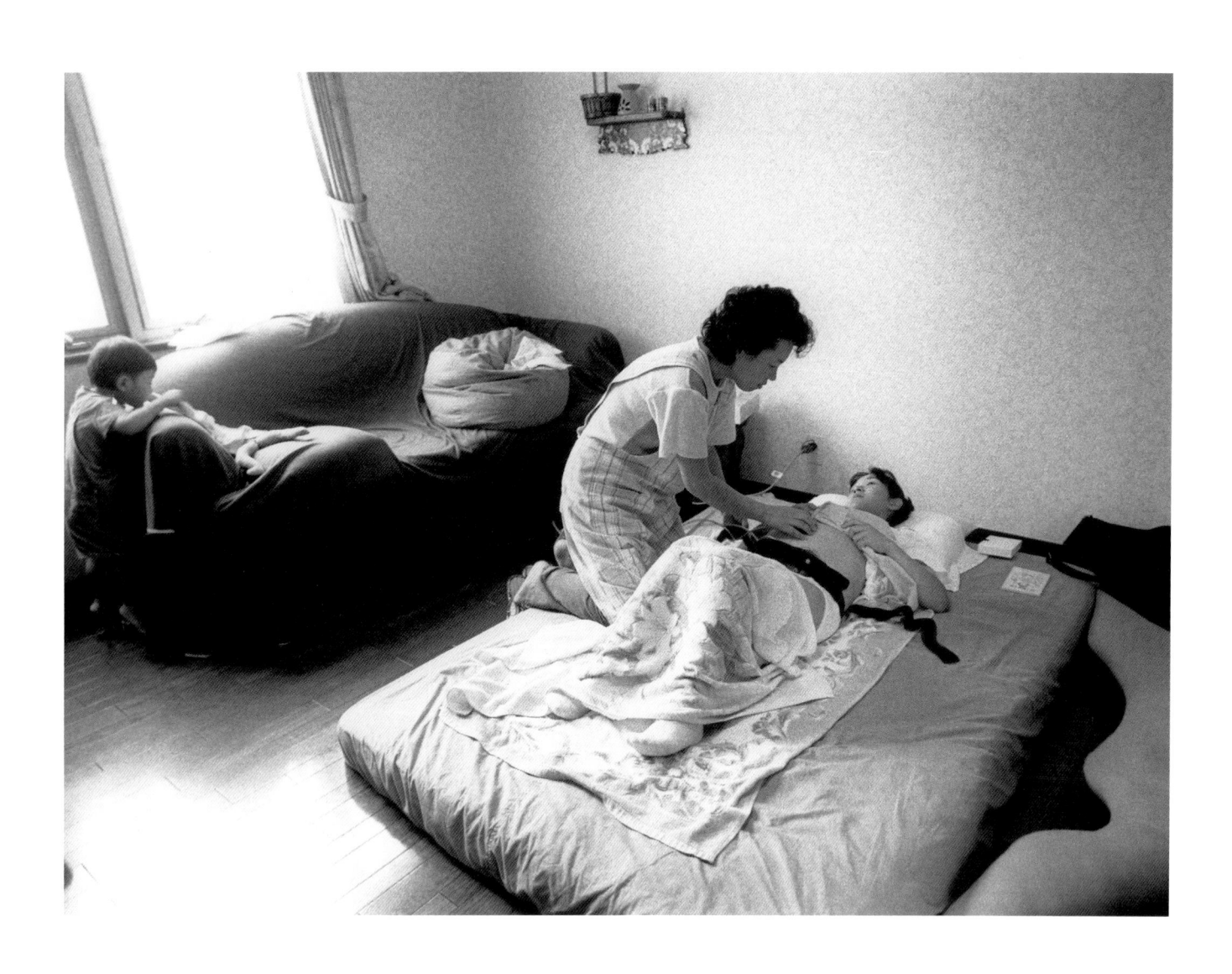

15

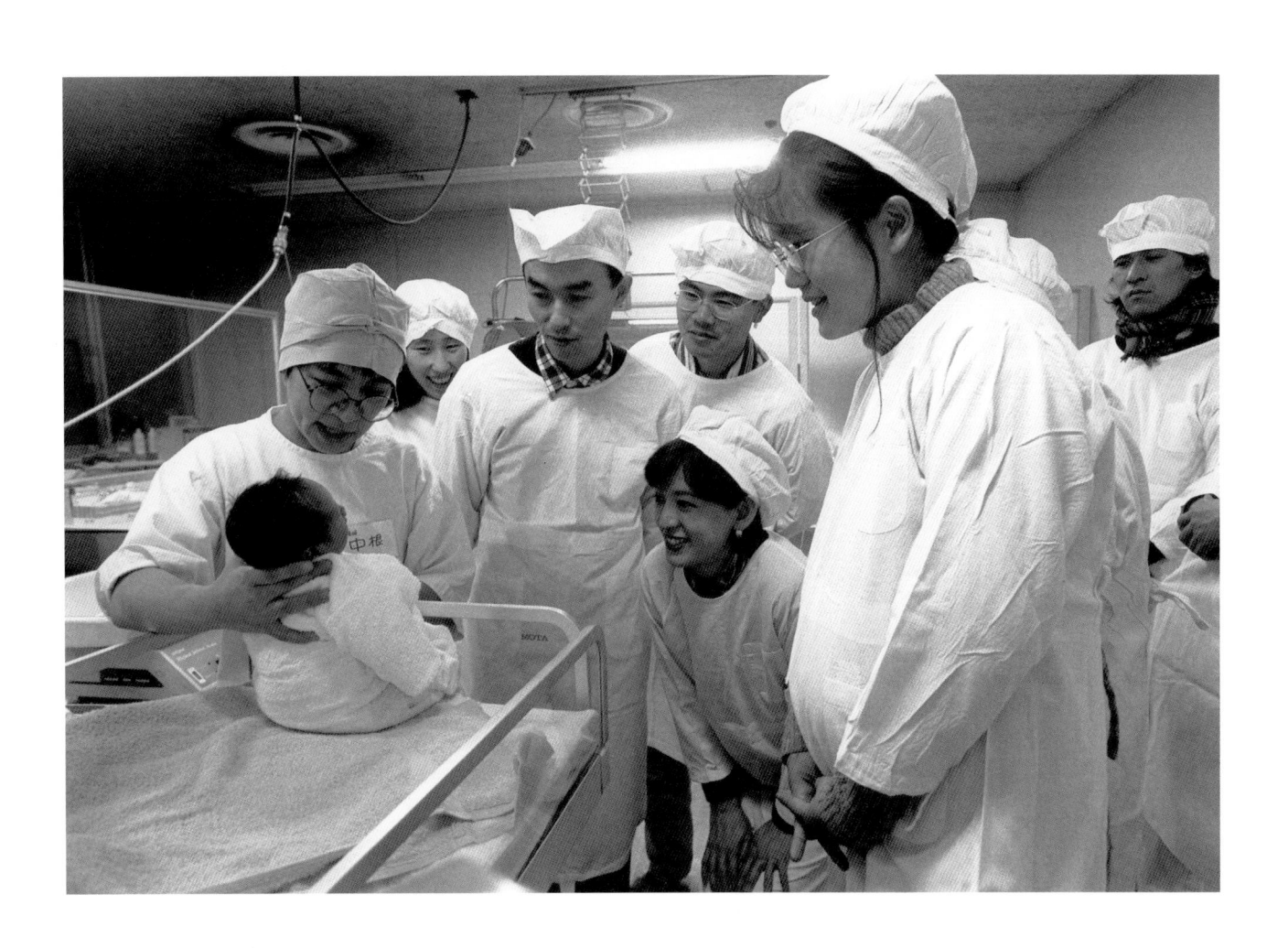

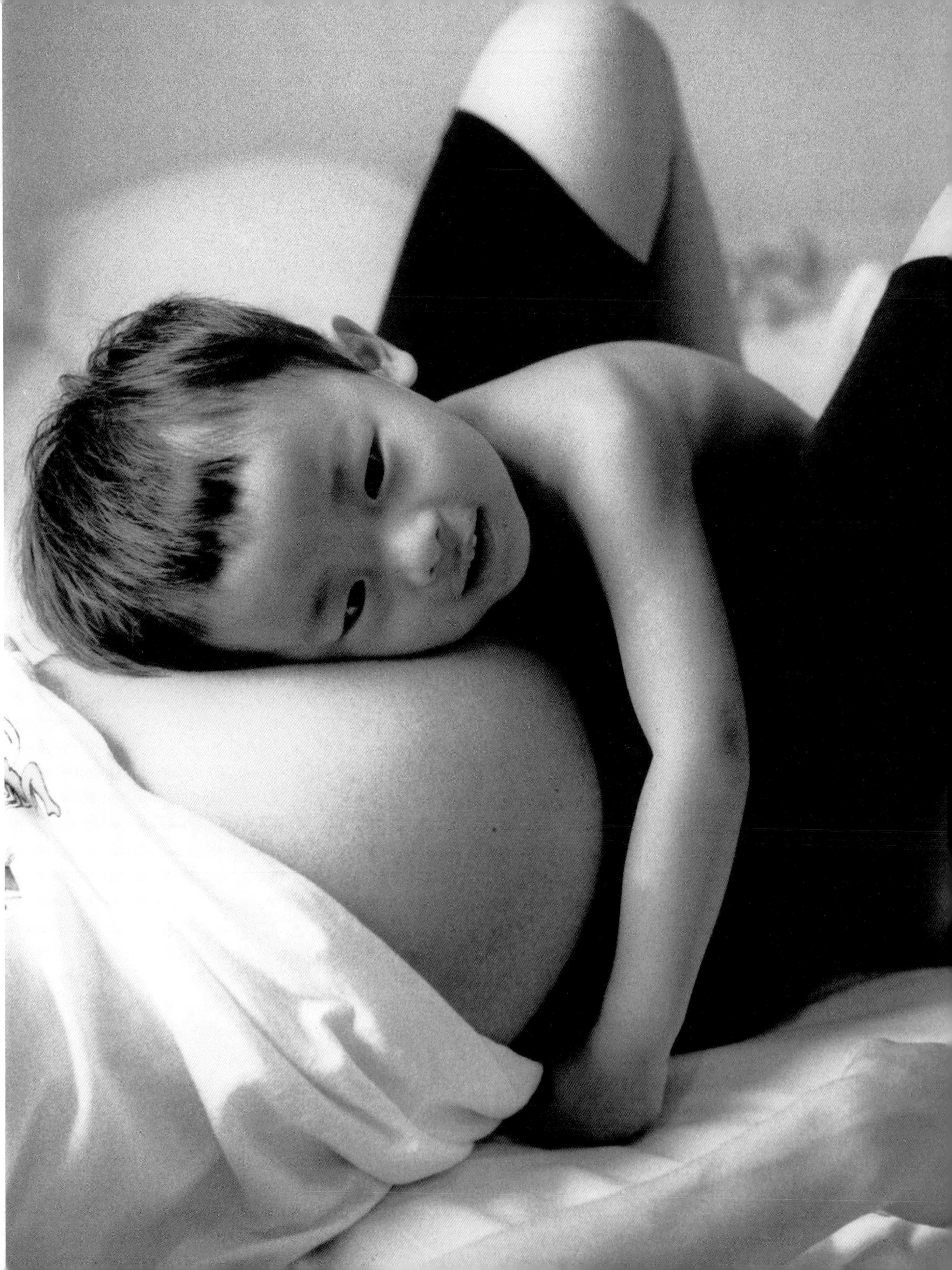

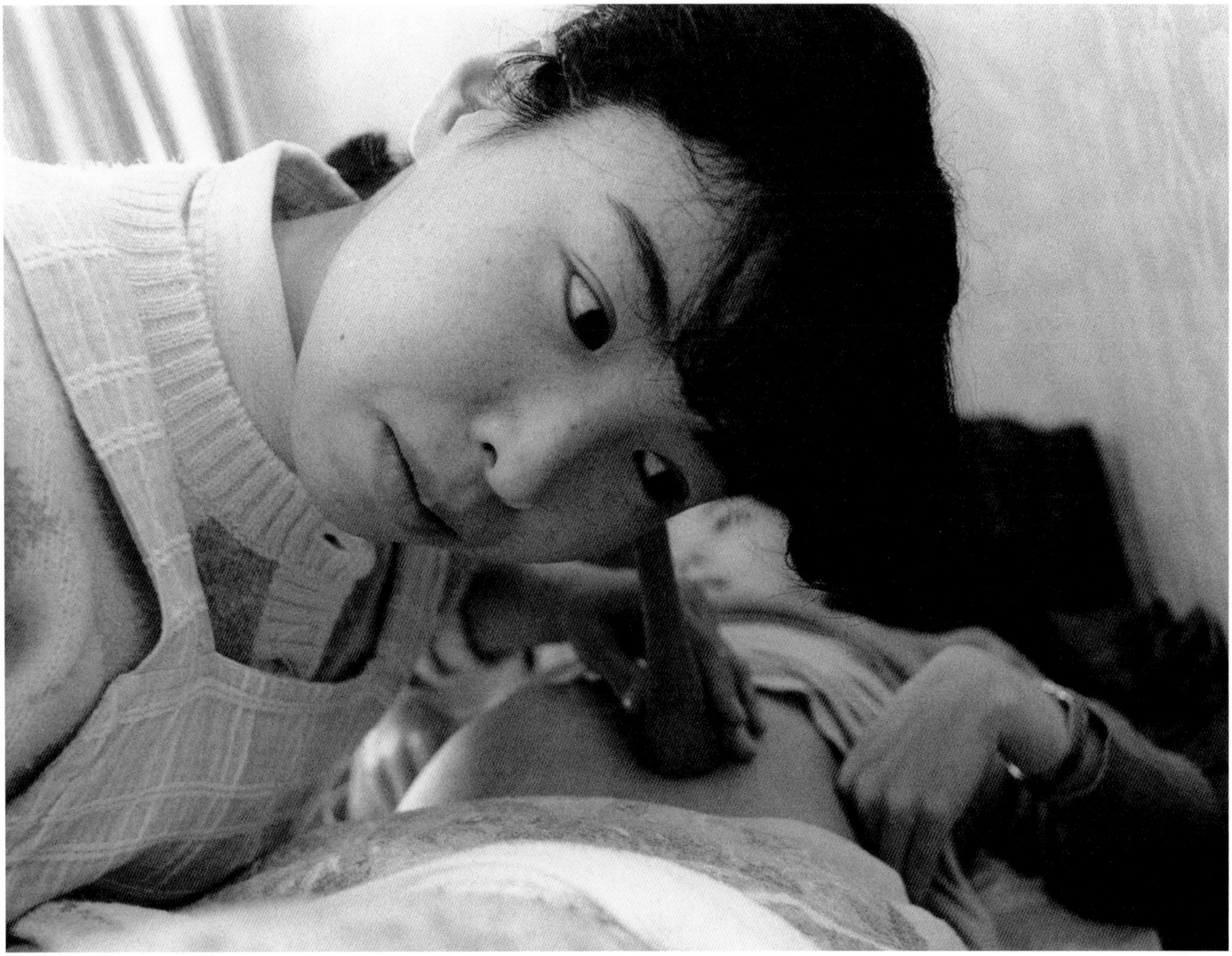

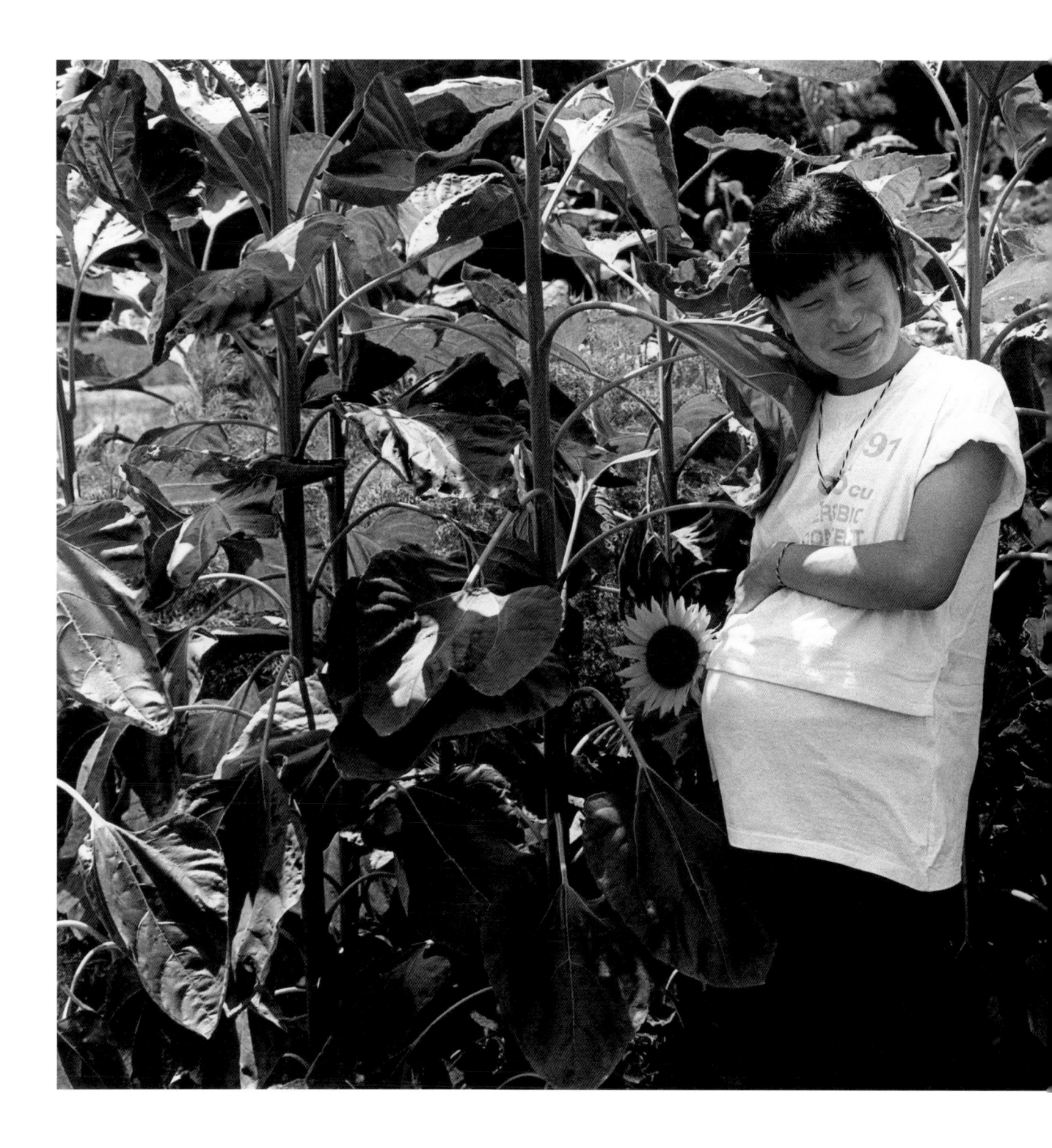

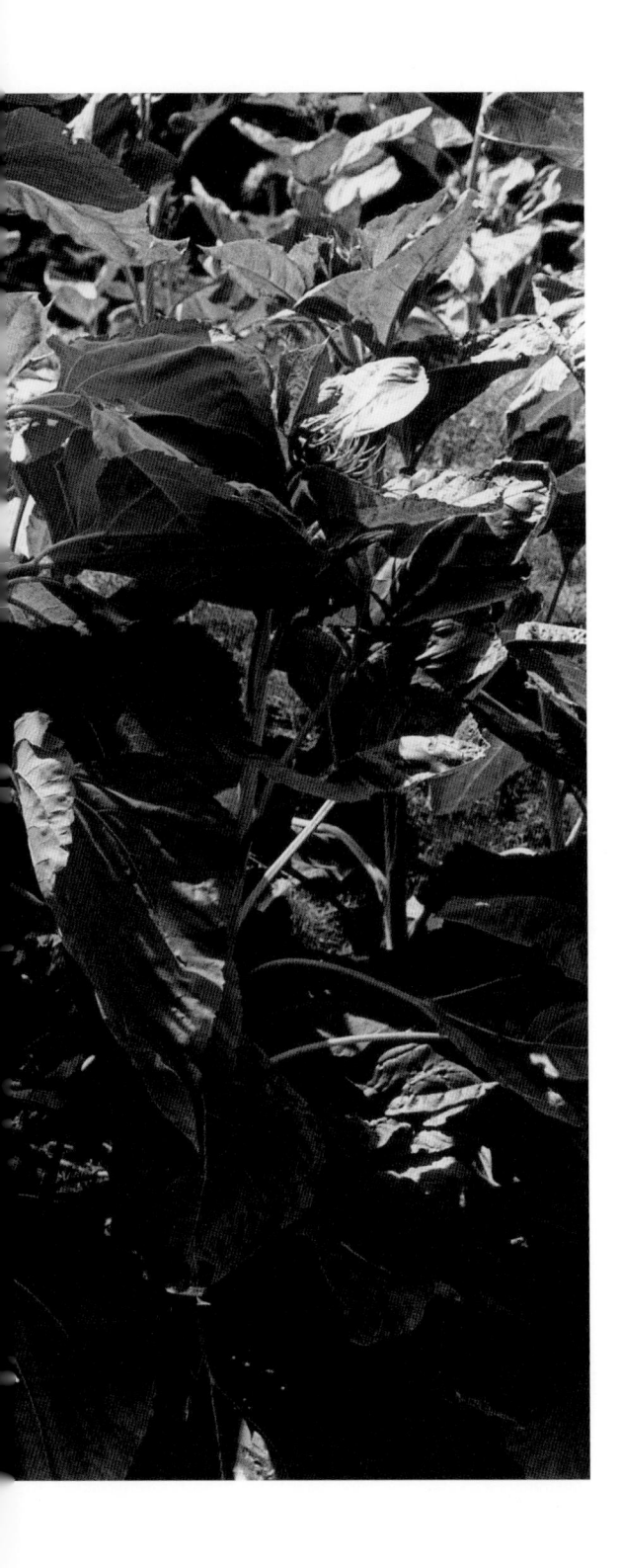

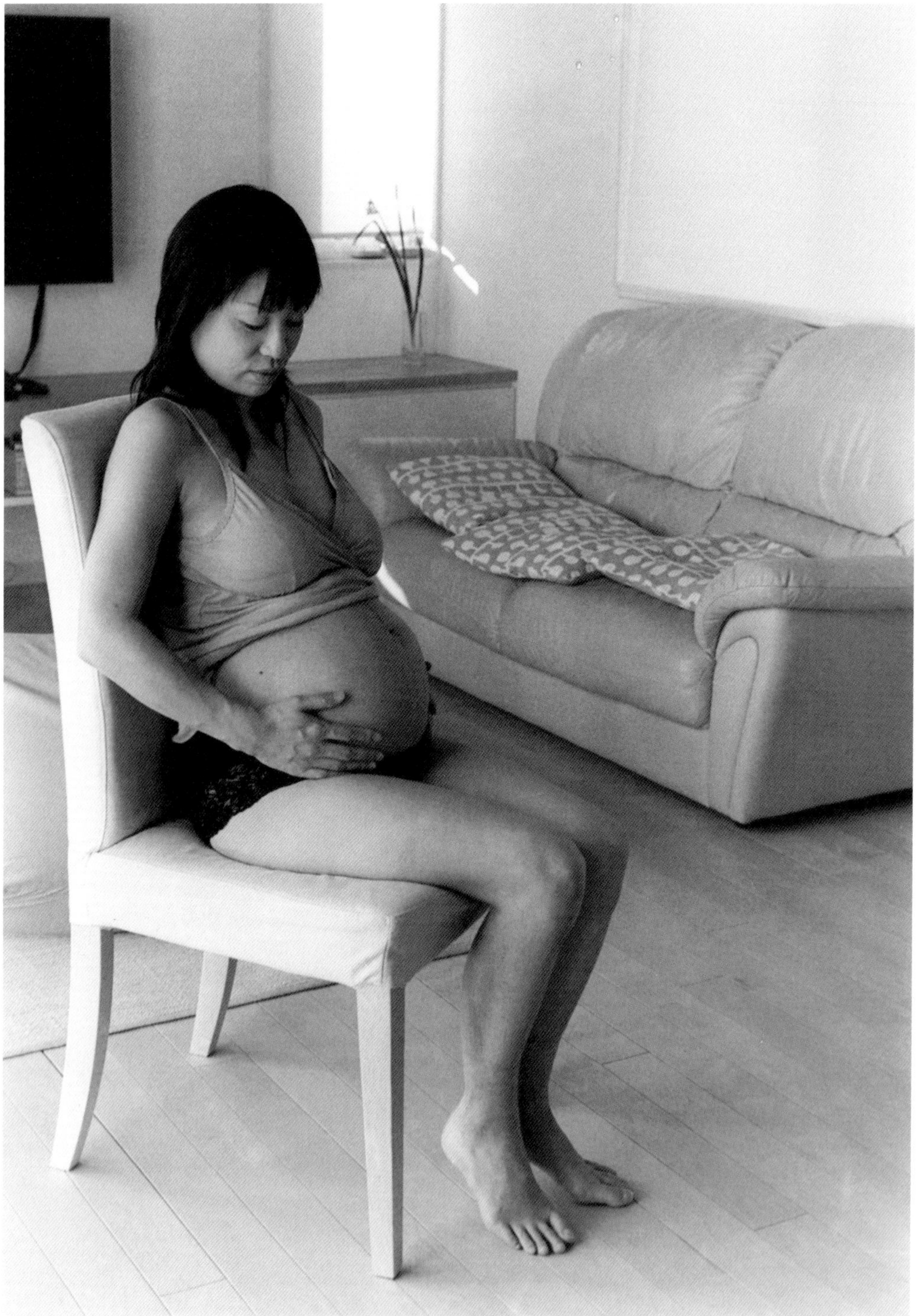

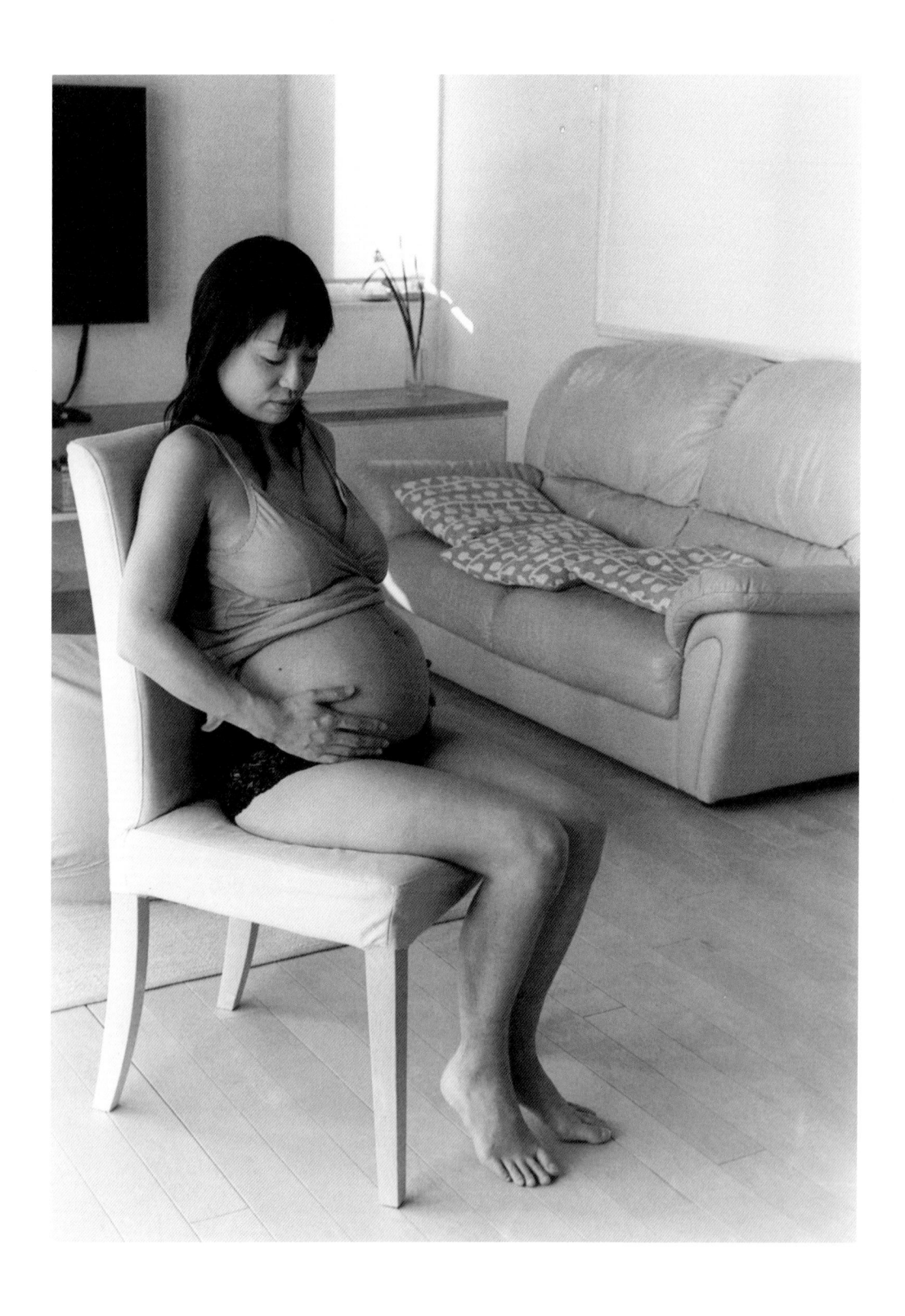

21

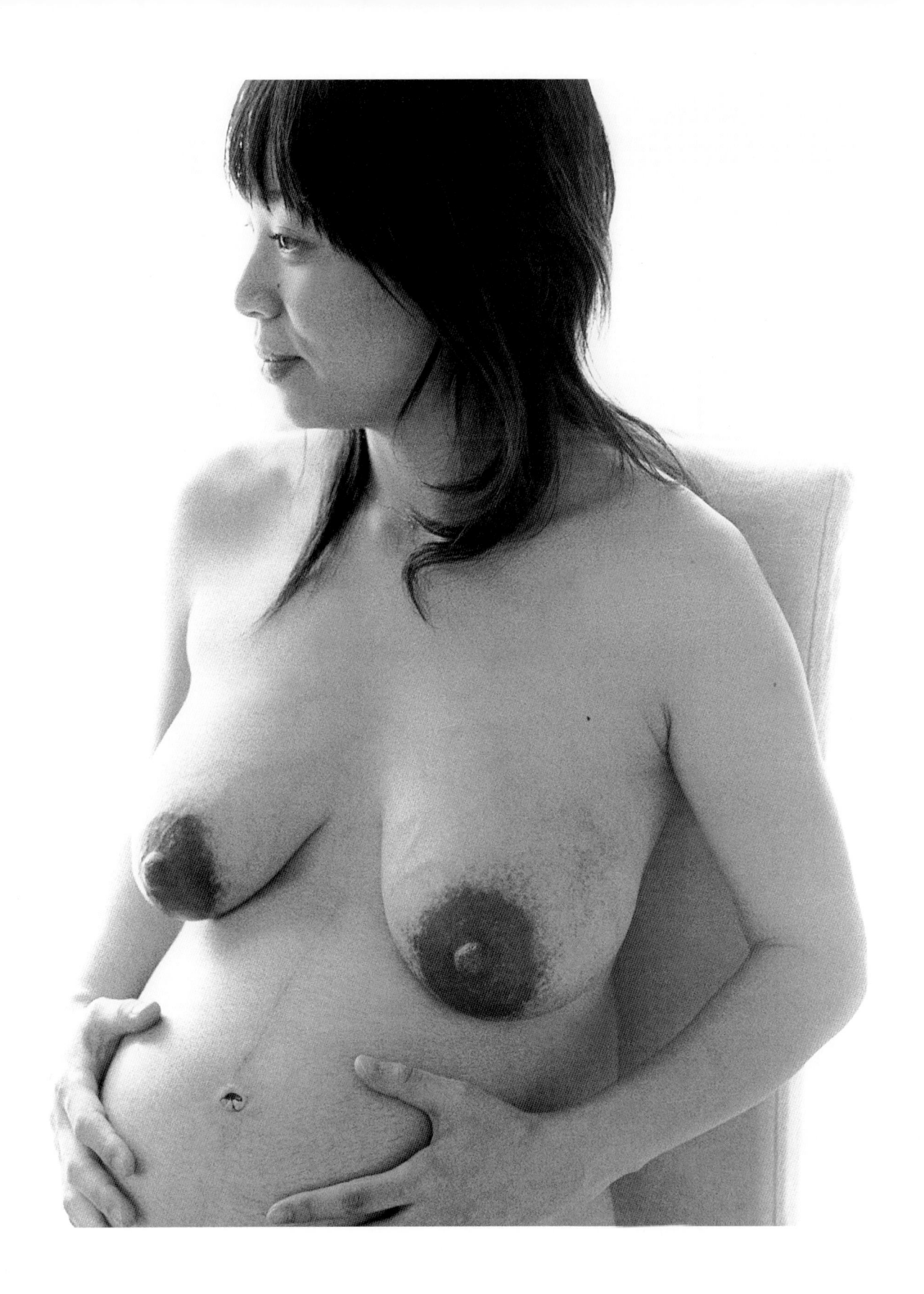

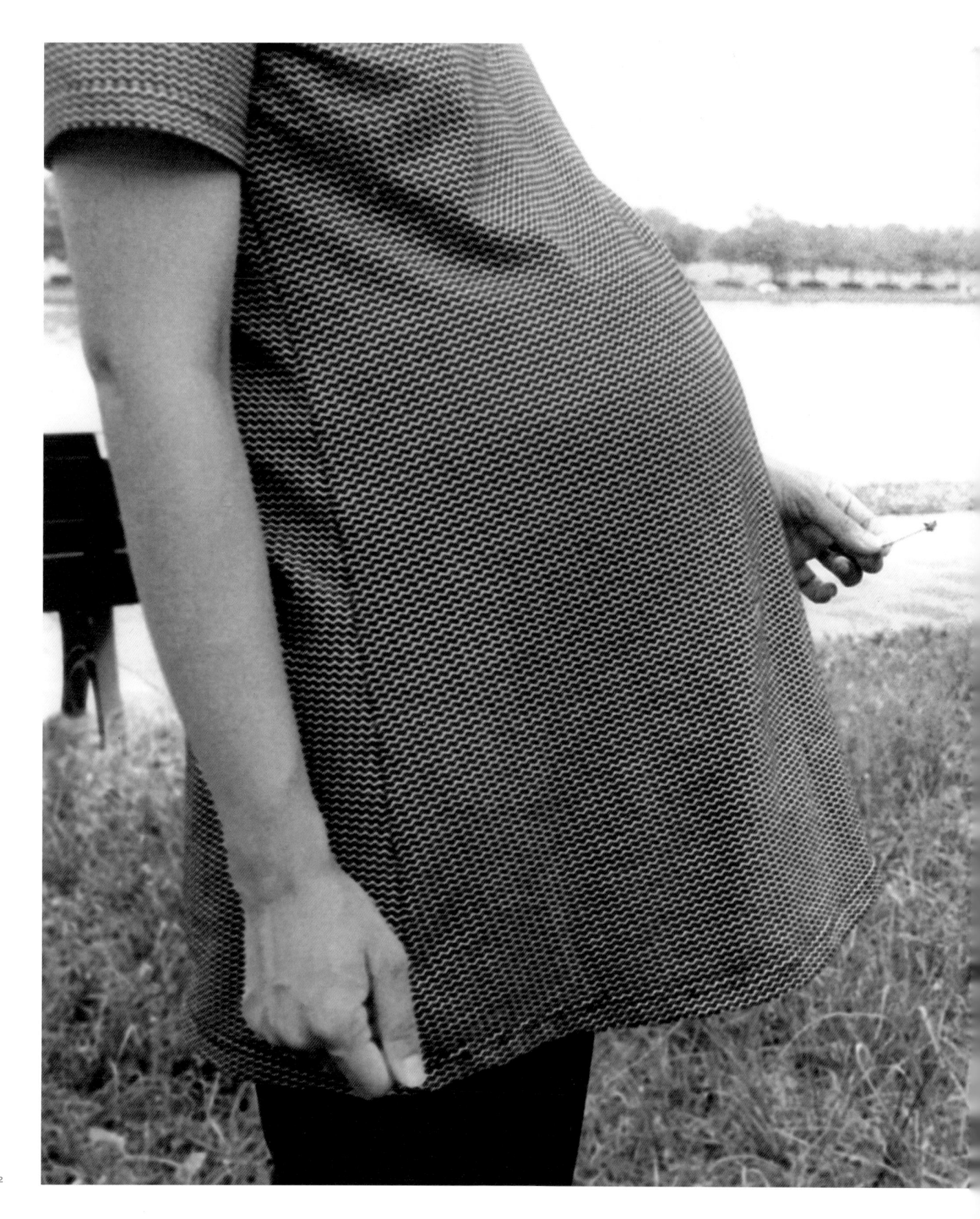

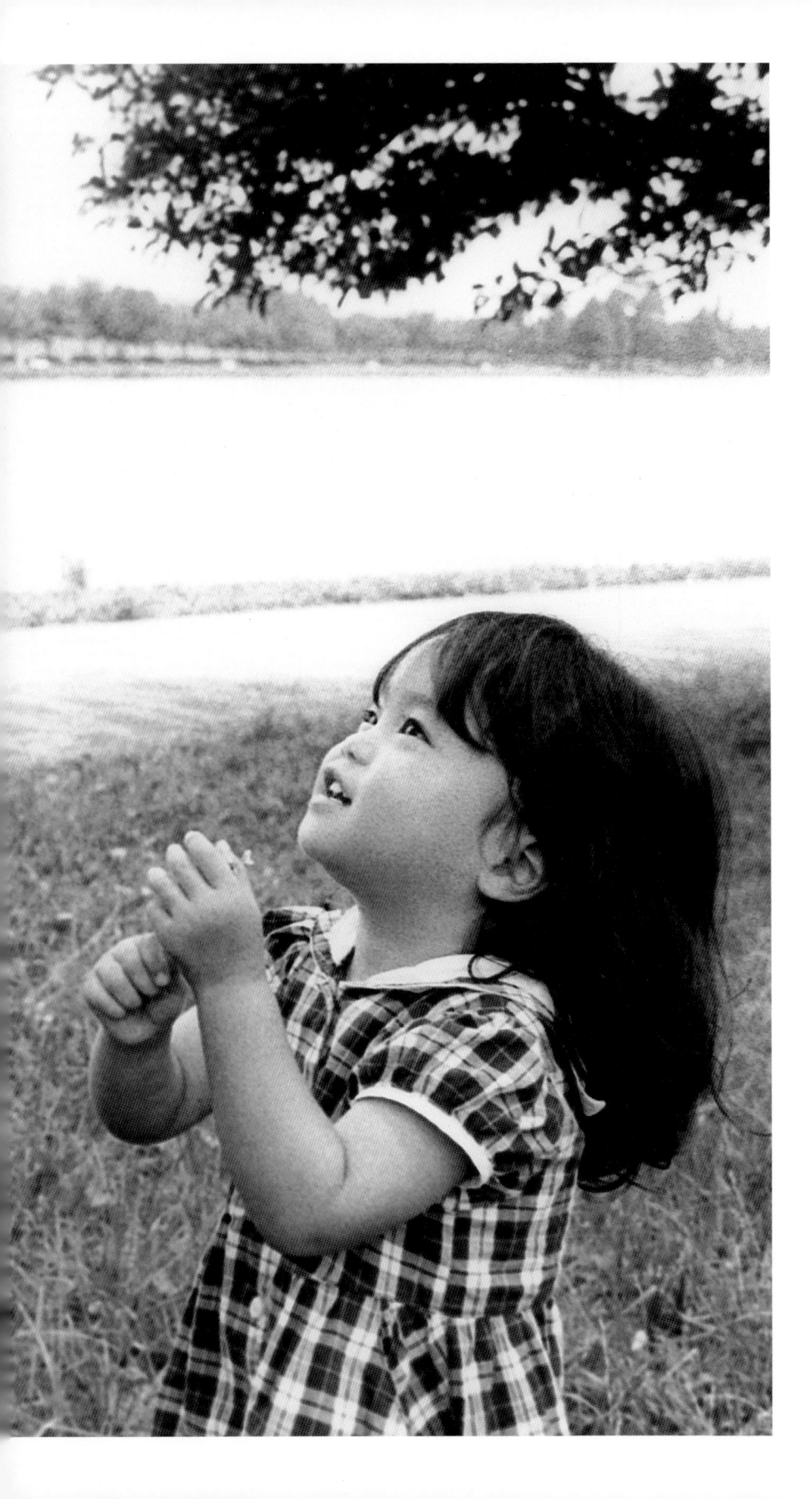

25

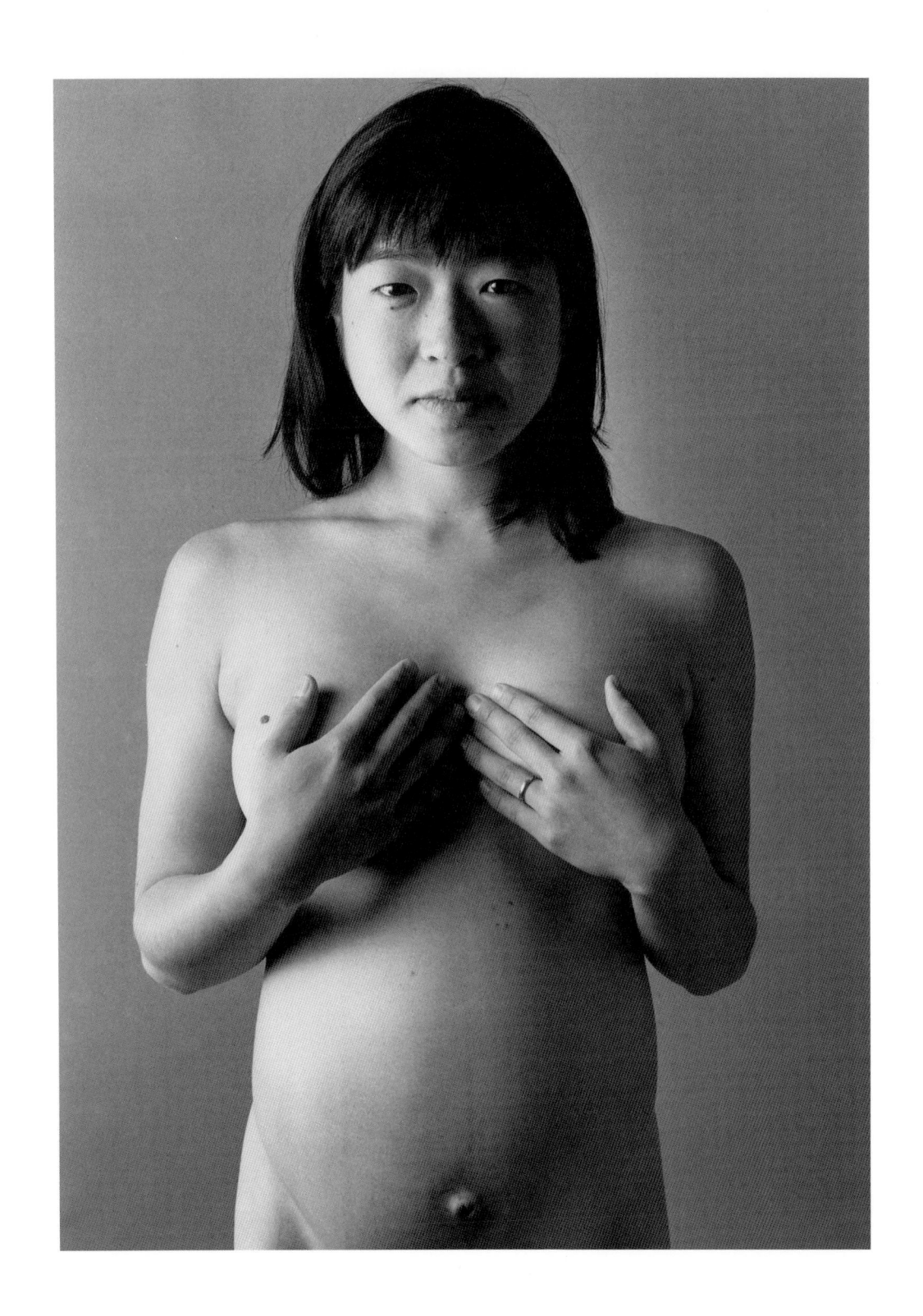

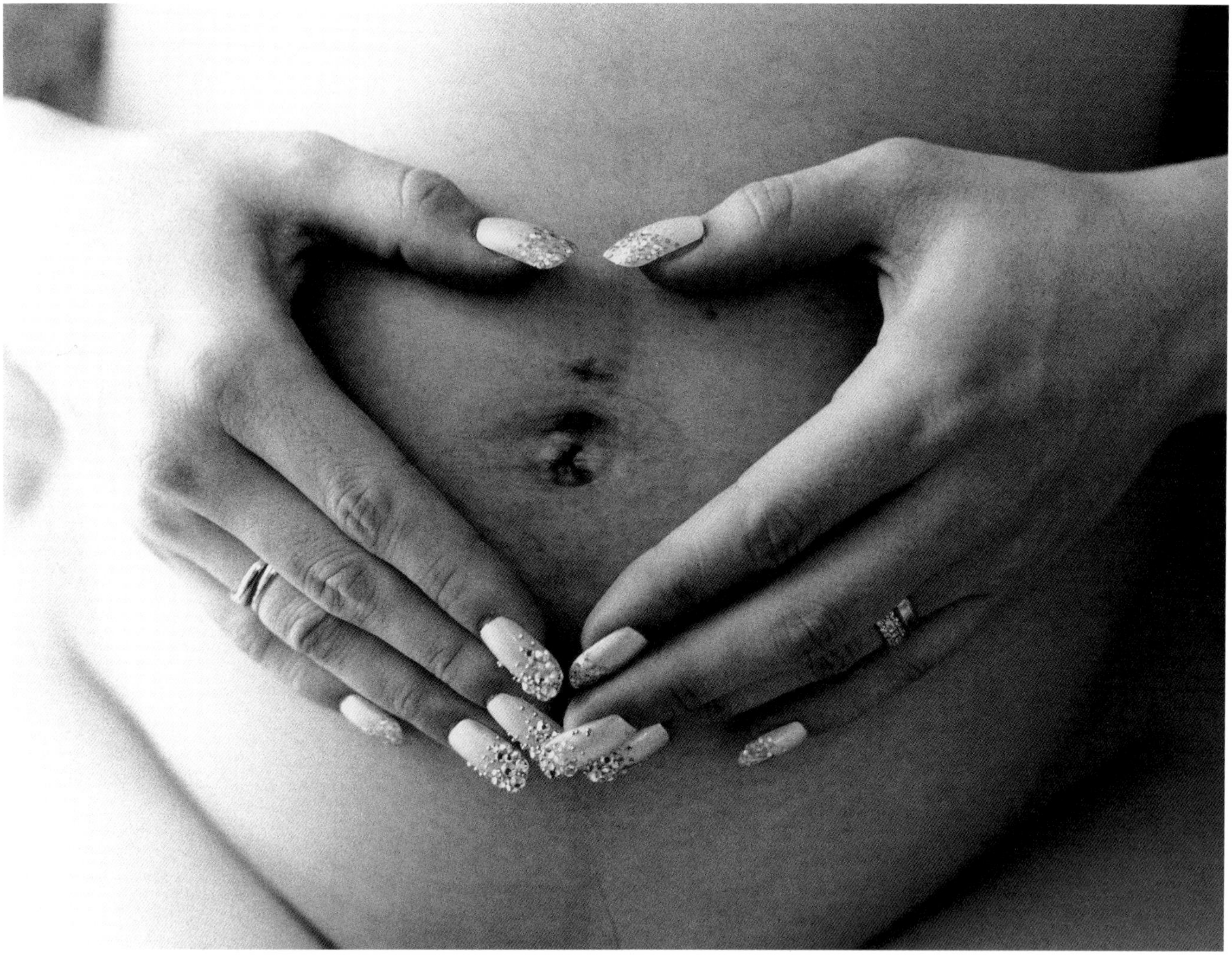

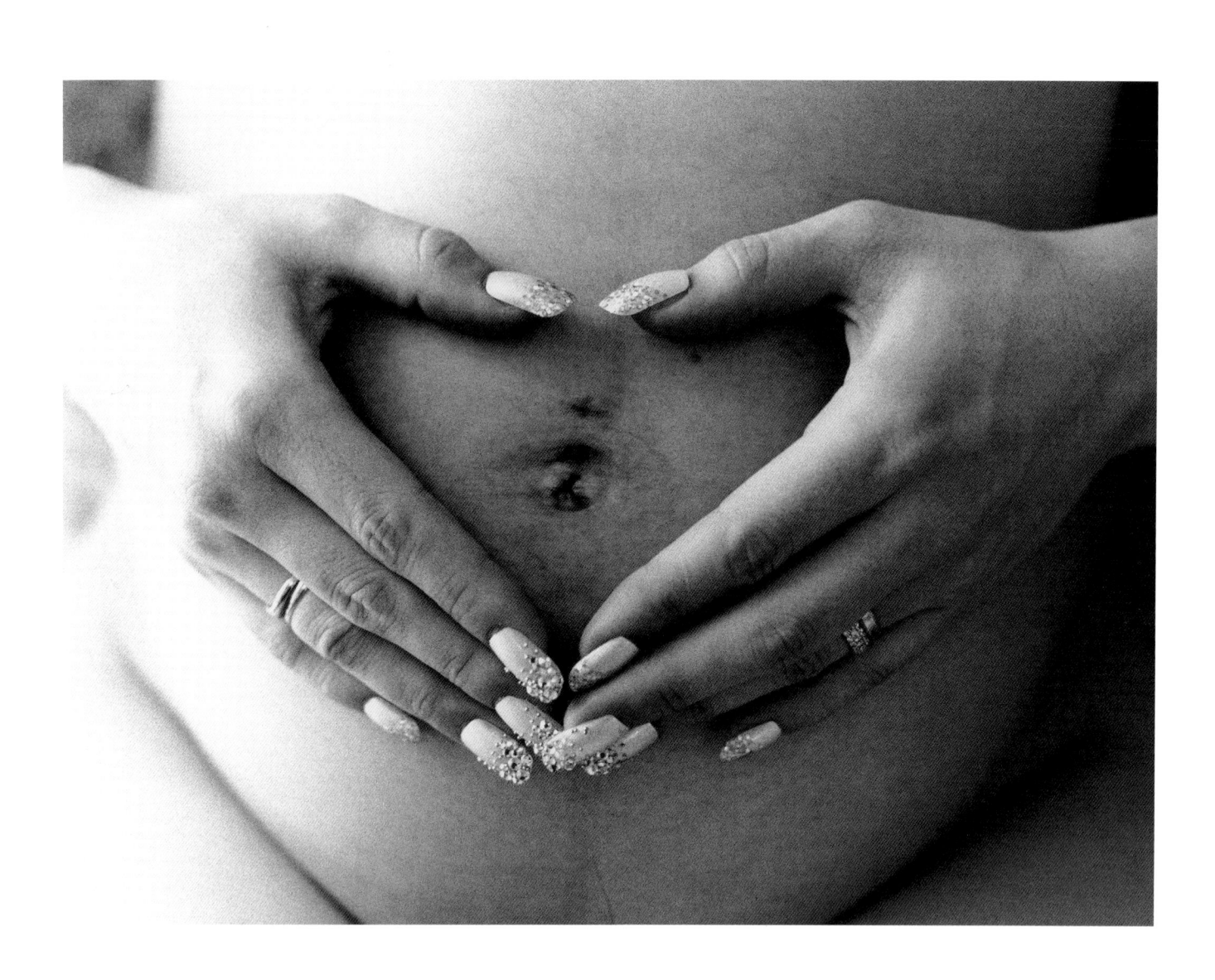

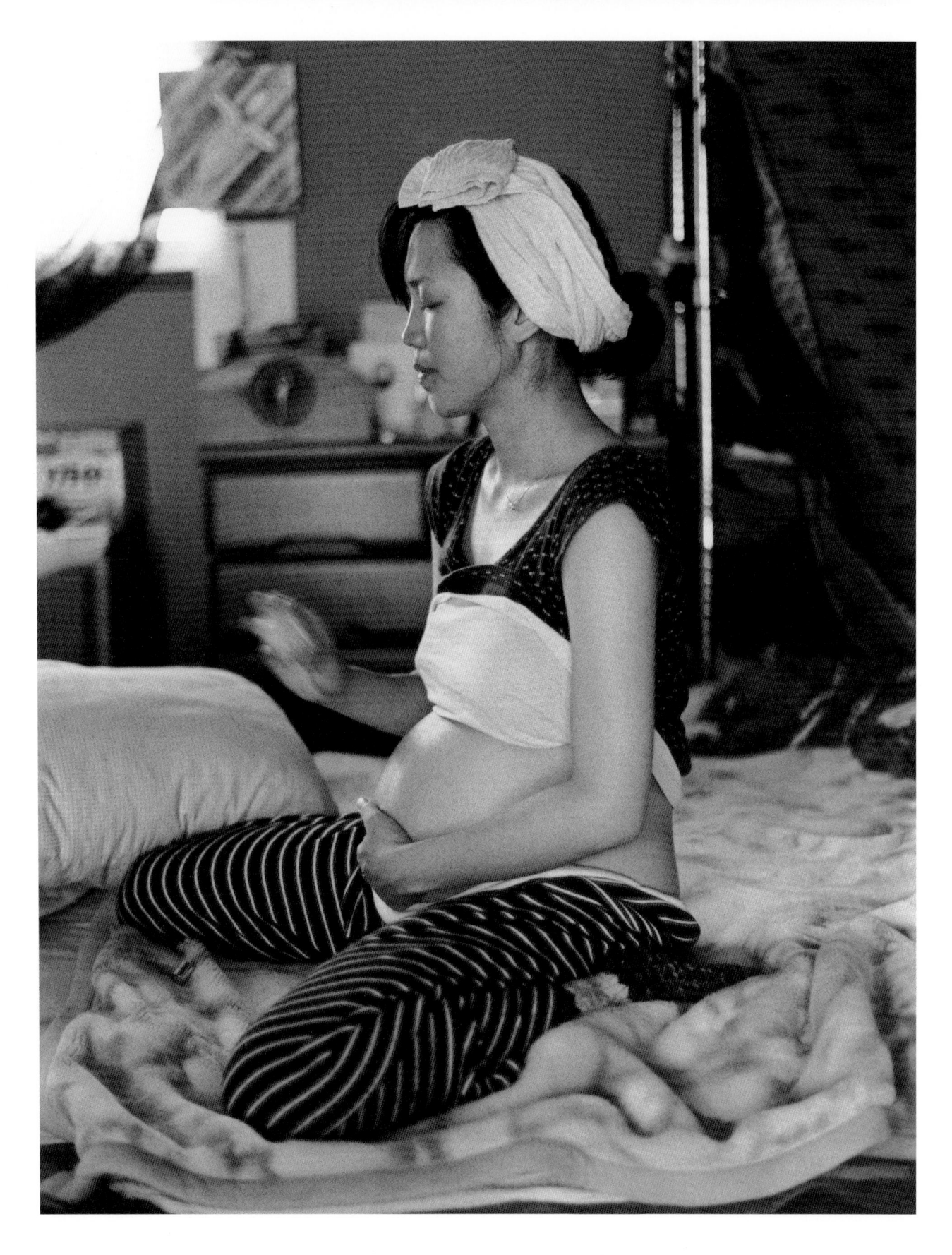

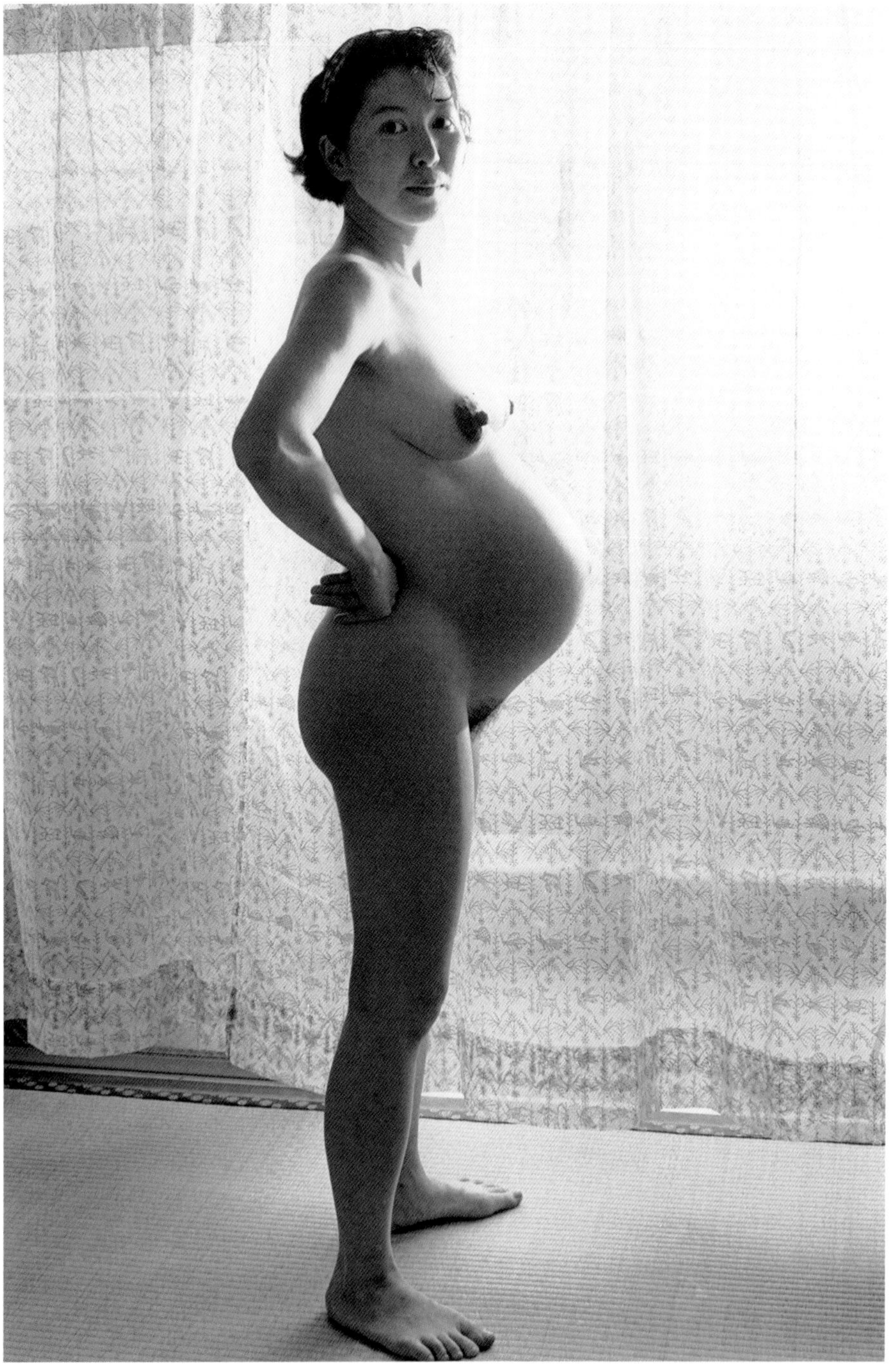

II

生まれる

document
of
the birth

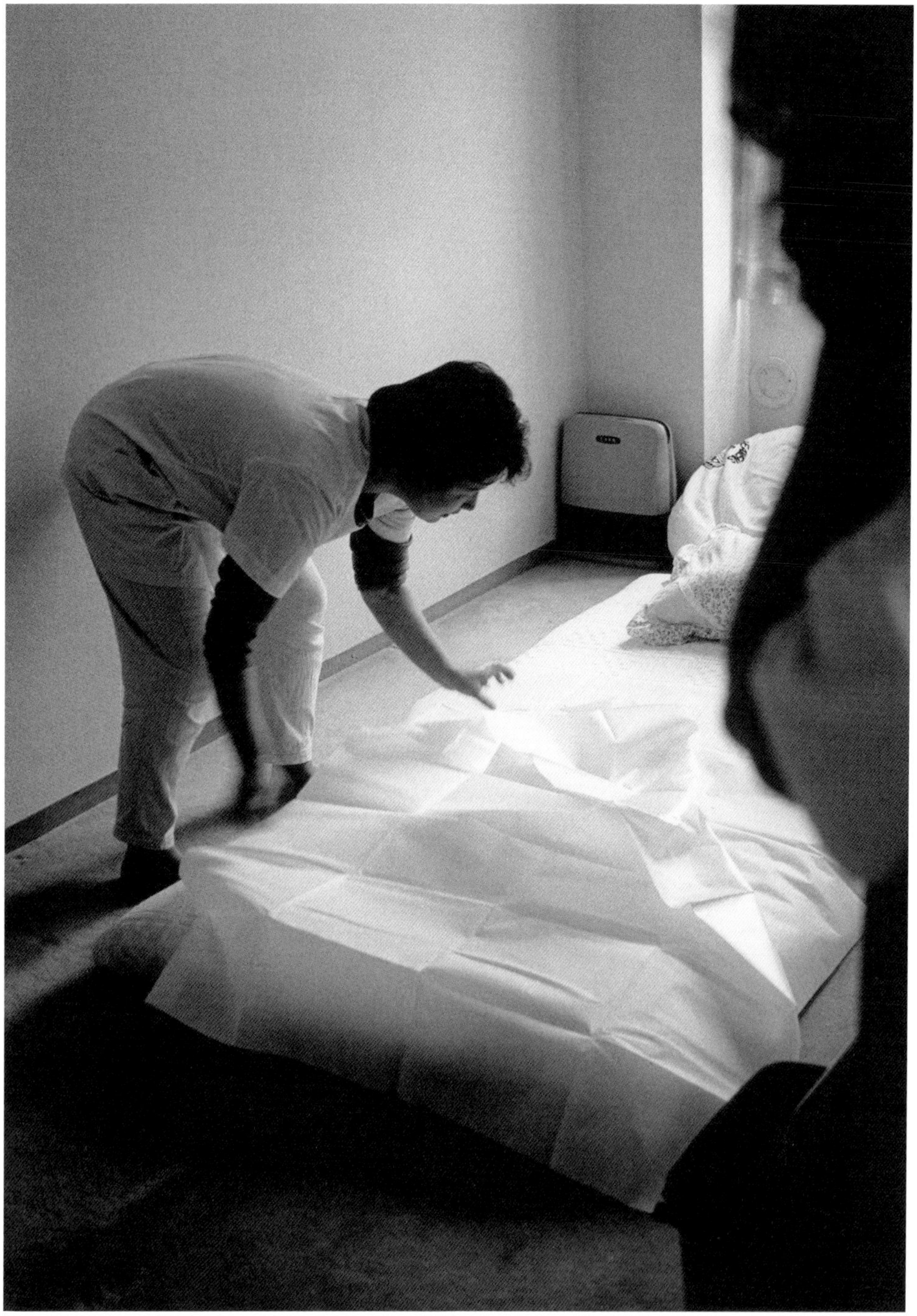

宇宙のリズムに乗って

ついさっきまでクルクルと動き回っていた産婦さんが　産室にこもった

ベランダには洗濯物が並んでいる

窓を開けると　かすかな風が　彼女の頬をなでた

大きなエネルギーが　ゆっくりとはじけている

引いては押し寄せる波　口元からもれる吐息が伝わってくる

次の瞬間　彼女は少し身をよじって　おなかのあたりをなで

やがて　うずくまる

女の身体は　不思議だ

止めることのできない　宇宙のリズムが　しっかりと刻まれている

今　あるがままを受け入れ　自然と一体になって

生物の本性を遂げようとしている

その輝きを　私は見つめていた

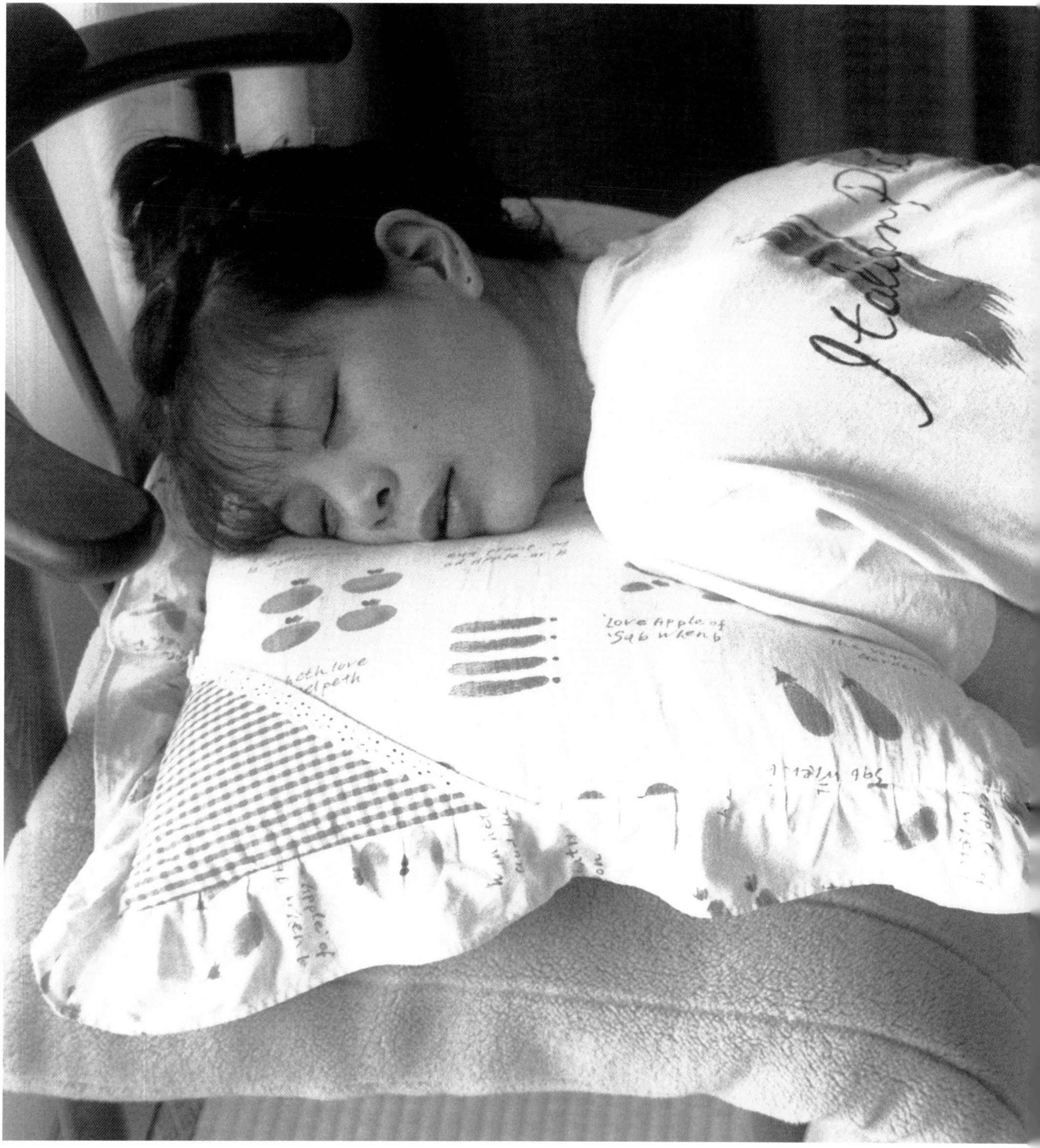
Love Apple of

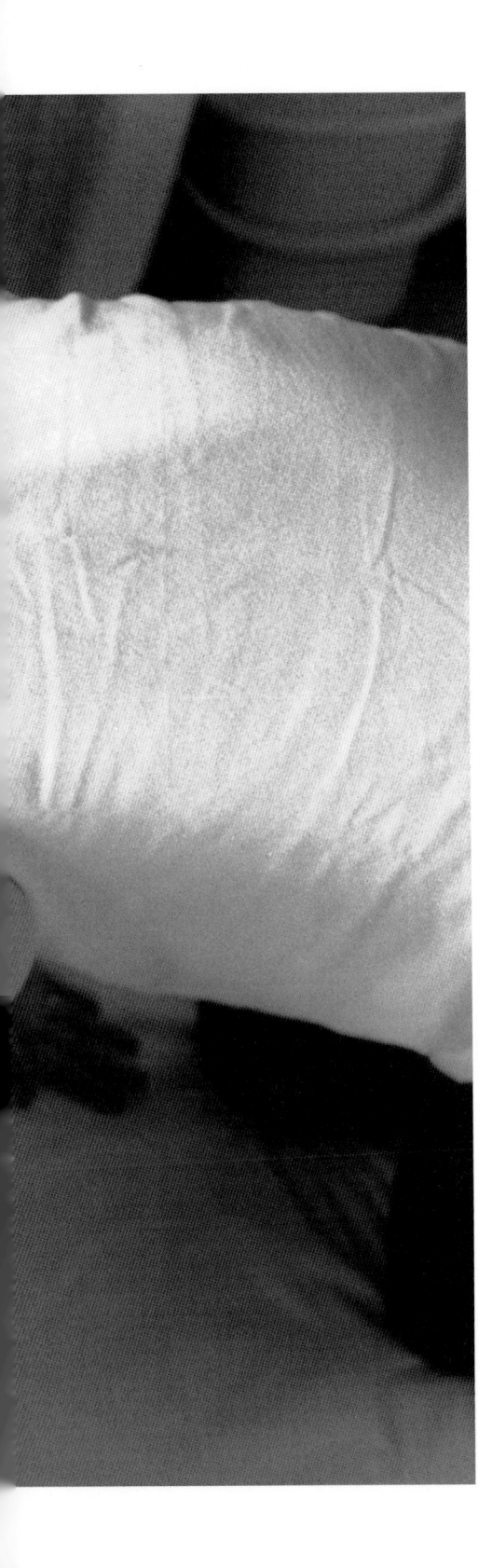

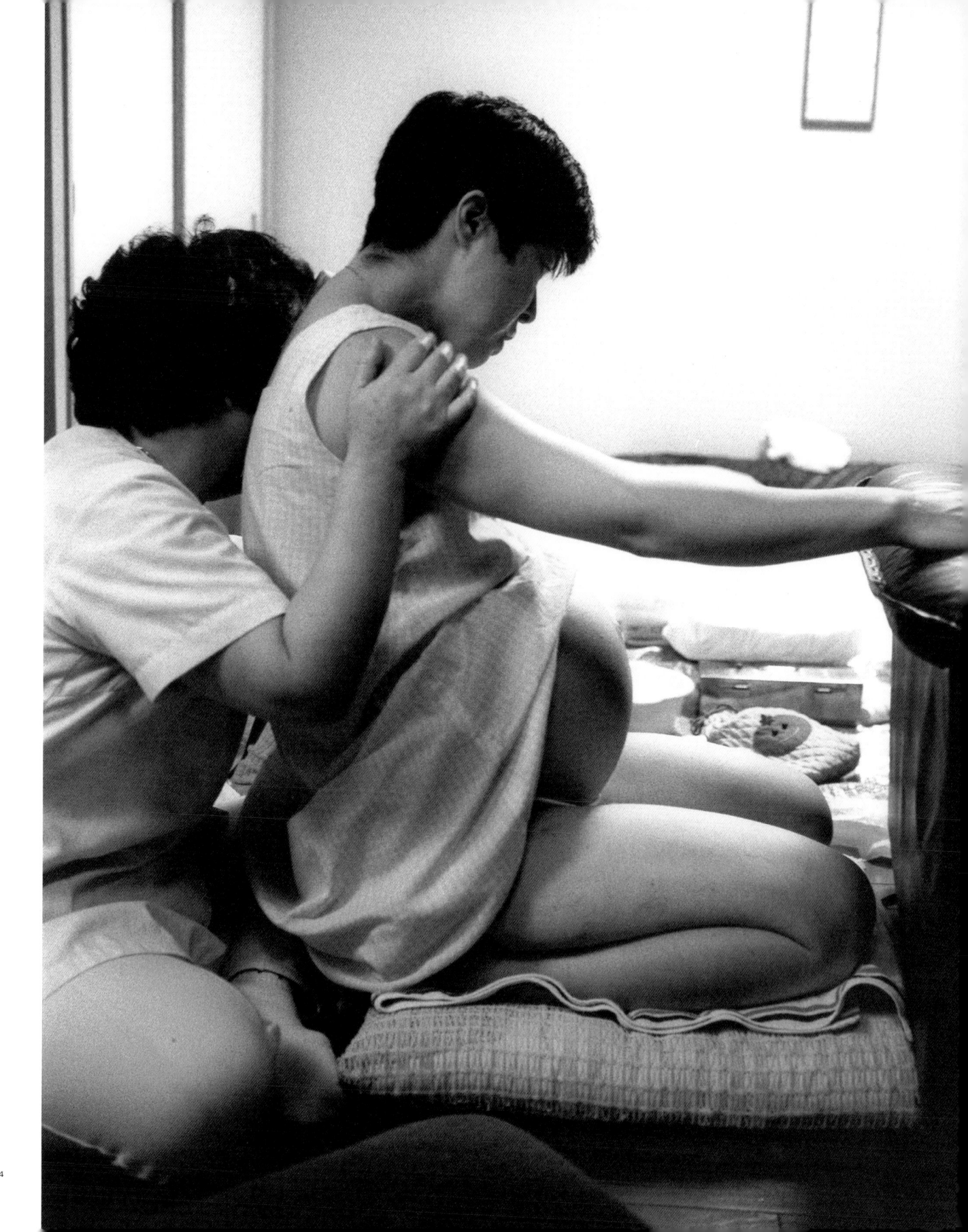

35

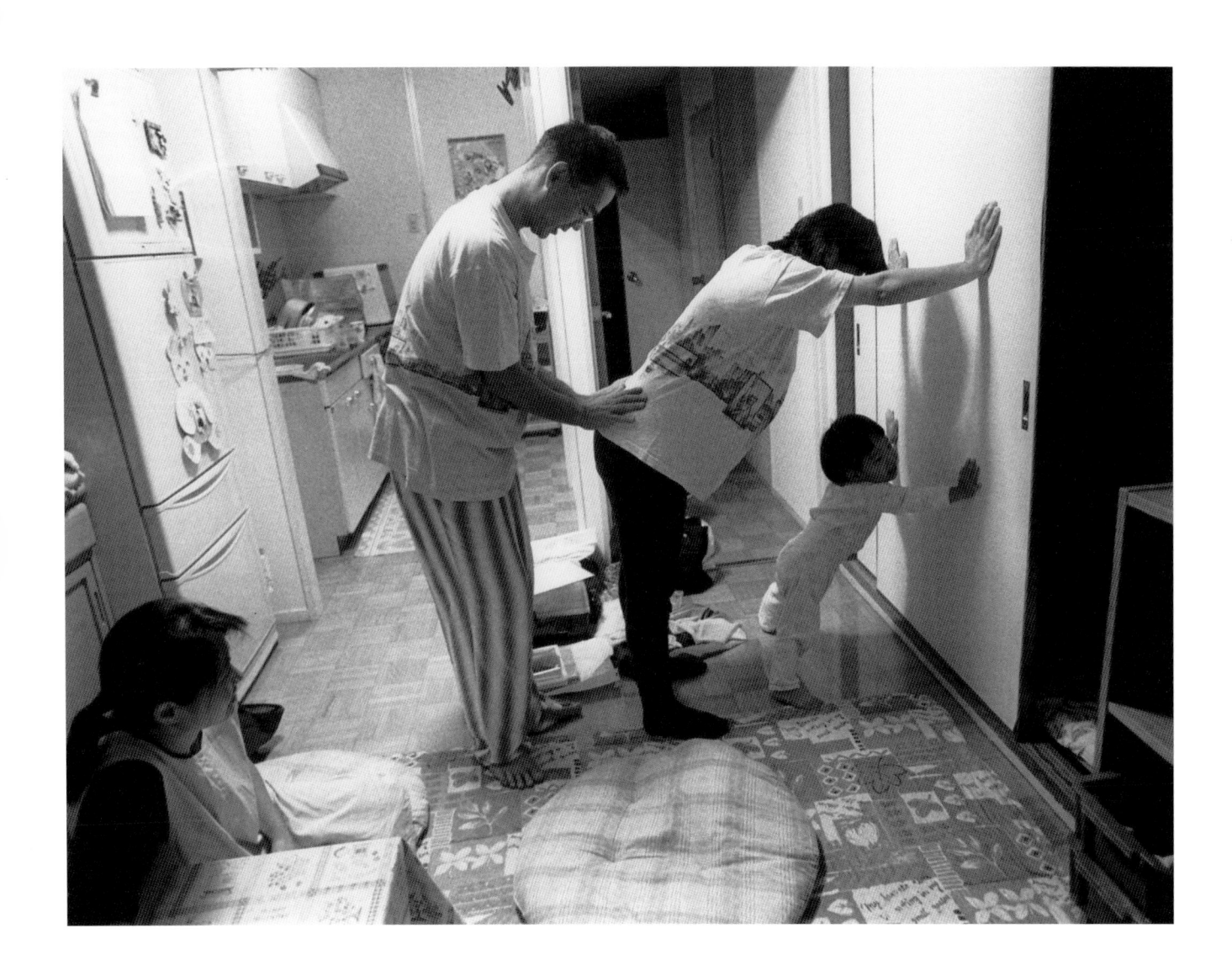

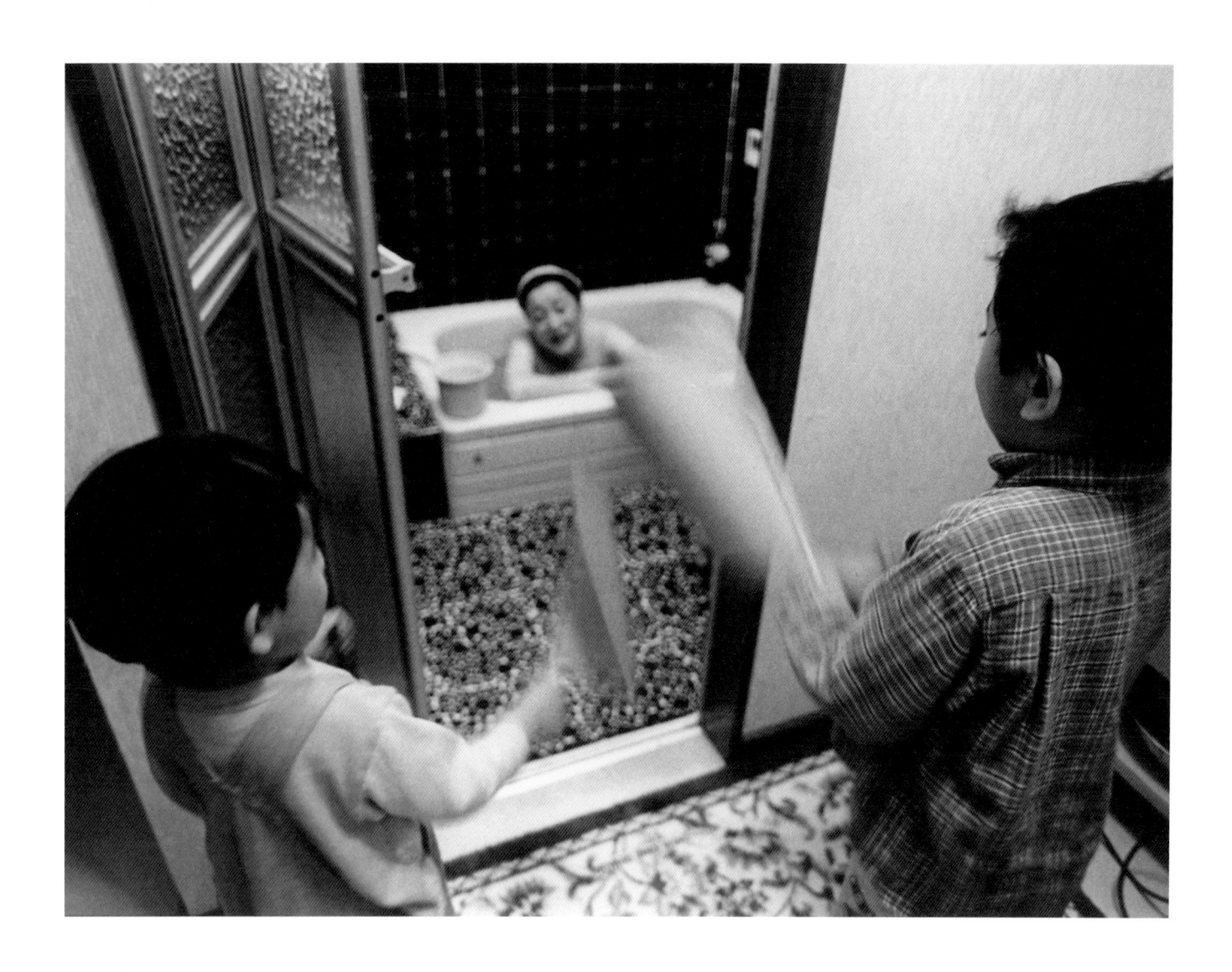

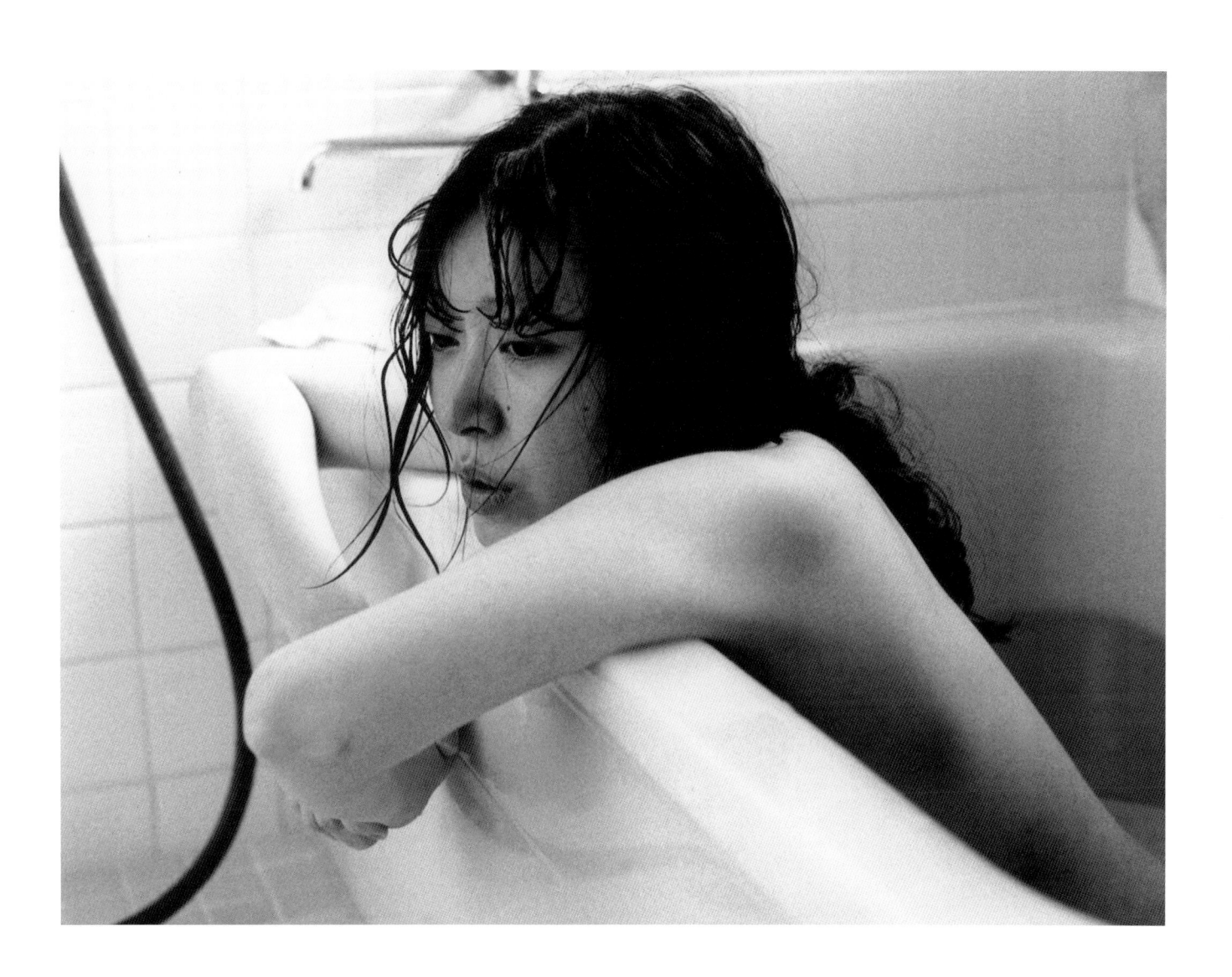

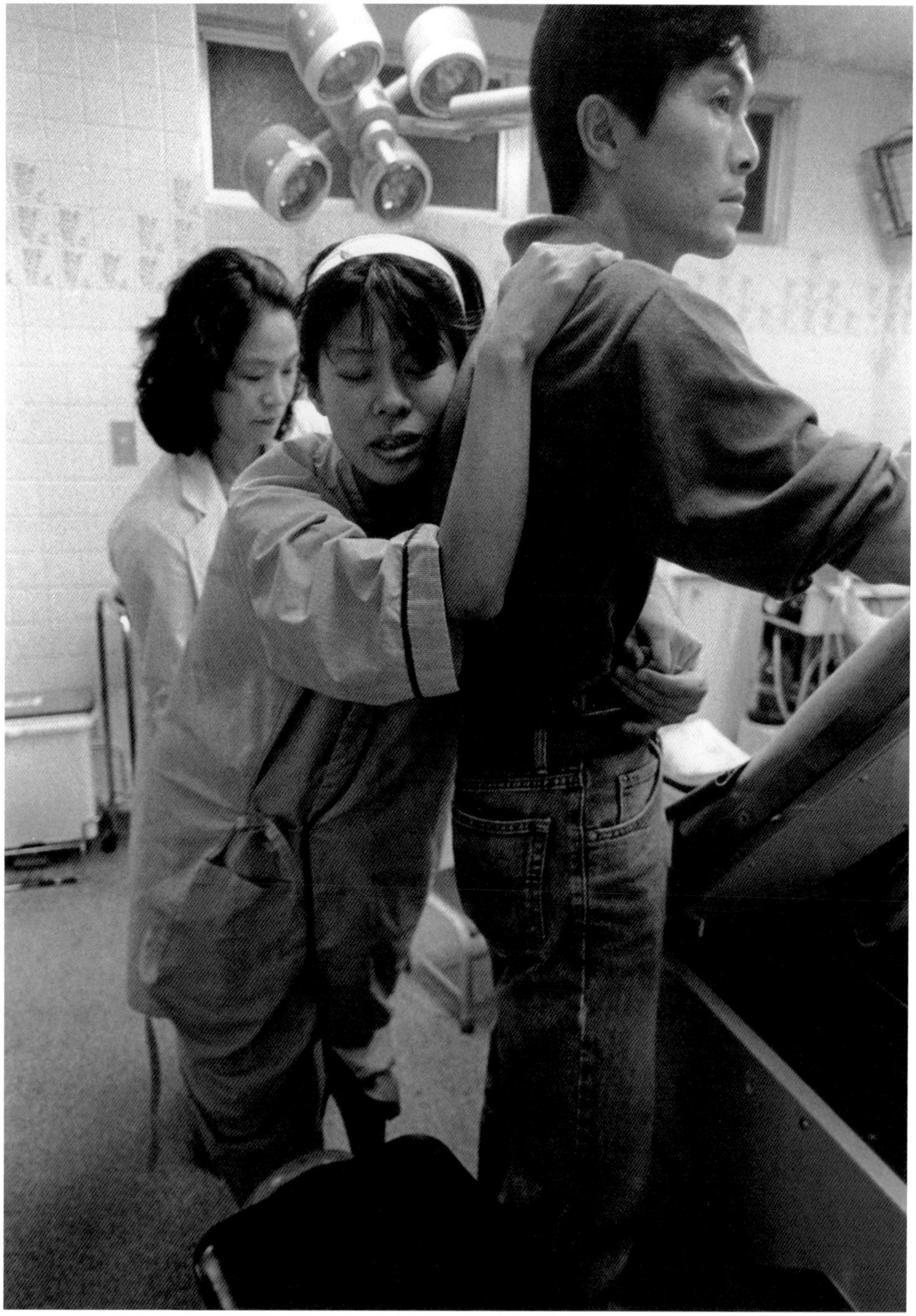

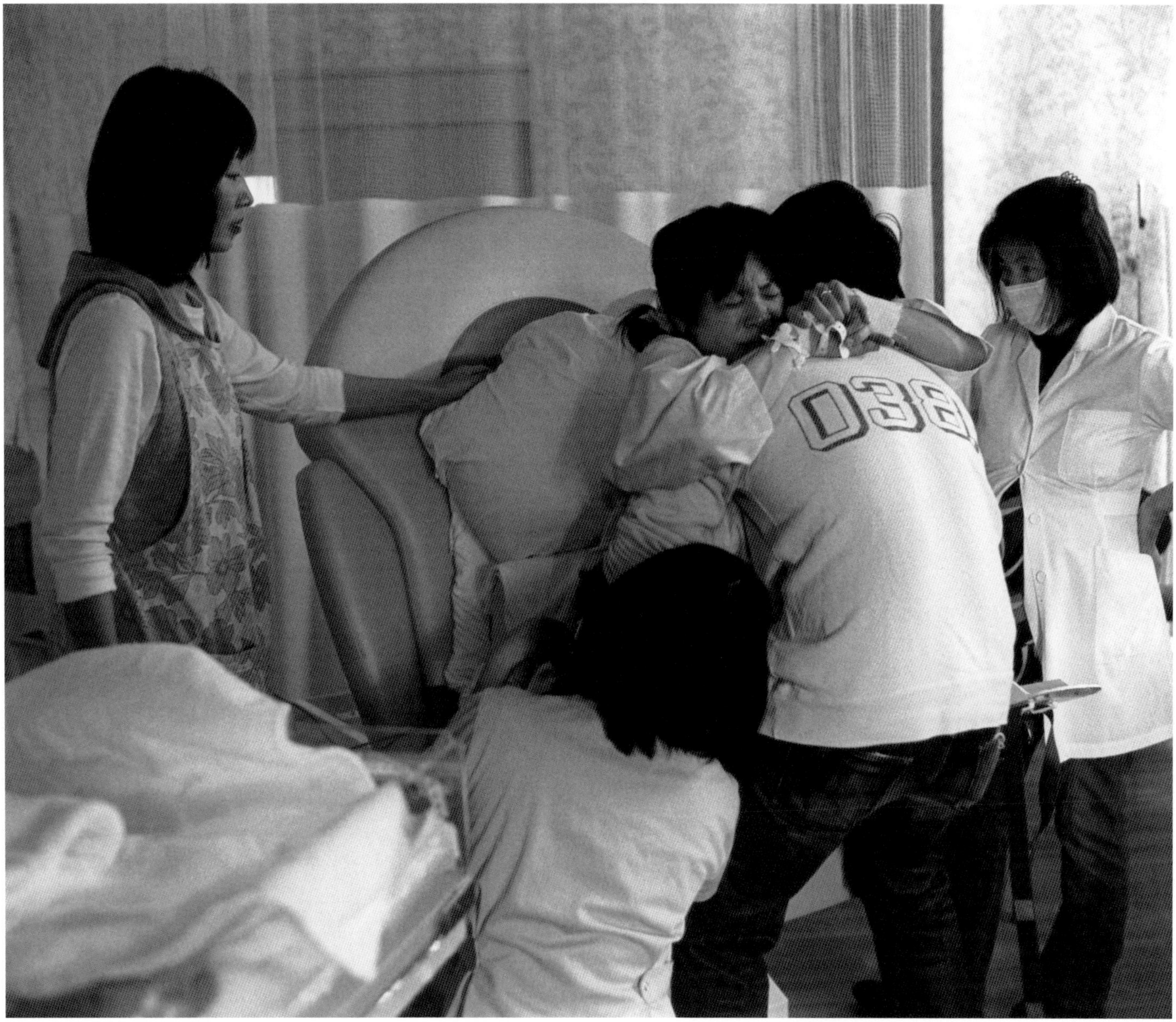

038

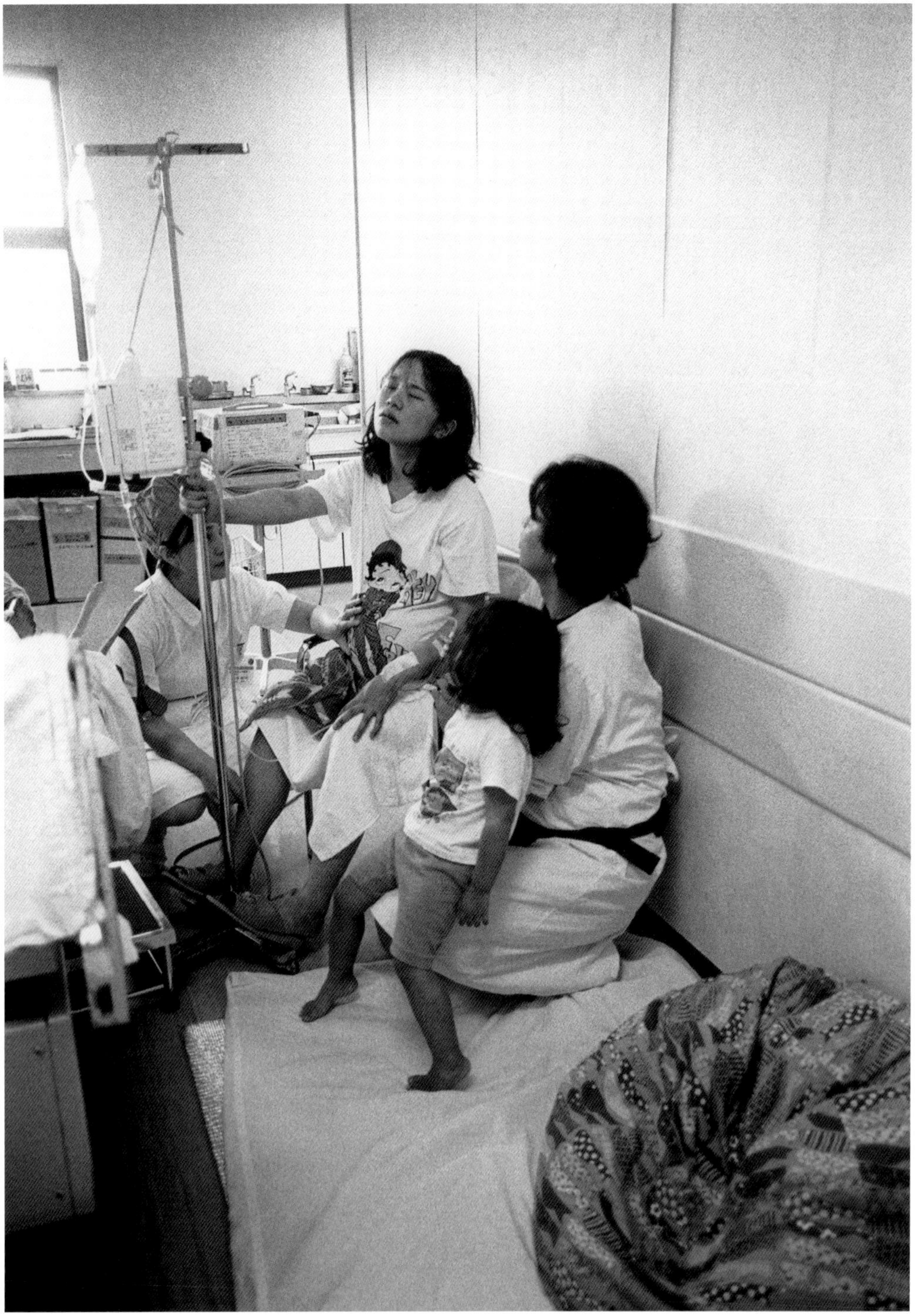

41

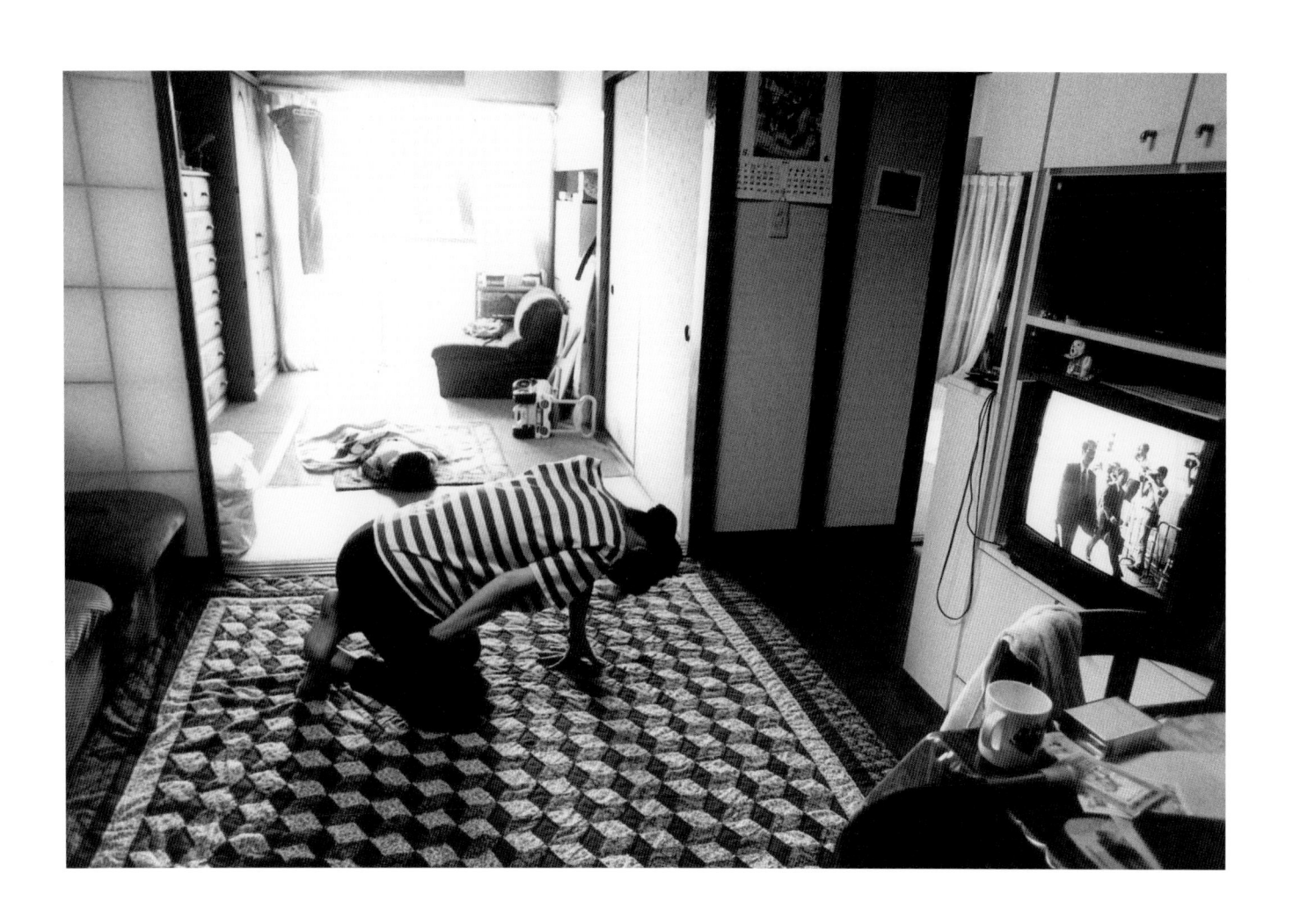

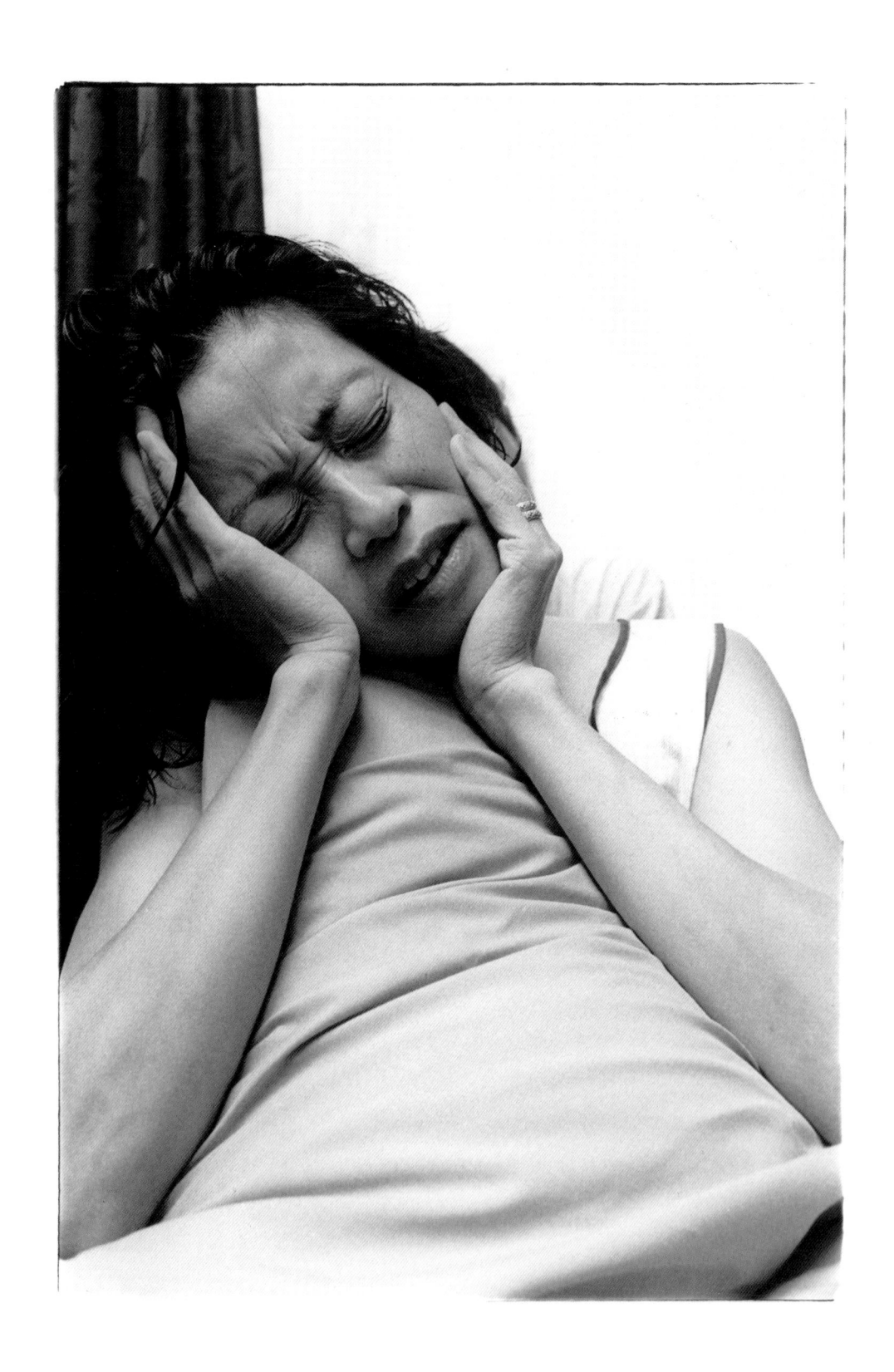

女 の 顔

出産の時　女たちは実にさまざまな表情を見せてくれる

空を見つめる眼　弱音を吐いたり　怒ったり

自分で自分を励ましながら　汗みどろになりつつも

ふと　見せる笑みの美しさ

柔和な仏の顔から　時には阿修羅が現れ

夫に力いっぱい　しがみつく

そこには　セクシーな香りさえもが　漂ってくる

自らが赤子のように　素の自分をさらけだし

女としてというより　メスとして存在する　産婦の変化に

ただただ　見とれてしまう

お風呂でのリラックスがきいたのか

声のトーンが　次第に大きくなってきた

内なるパワーよ　全開せよ

身体の中に眠っていた野生が目覚める時

女の顔は　よりいっそう　輝きを増してくる

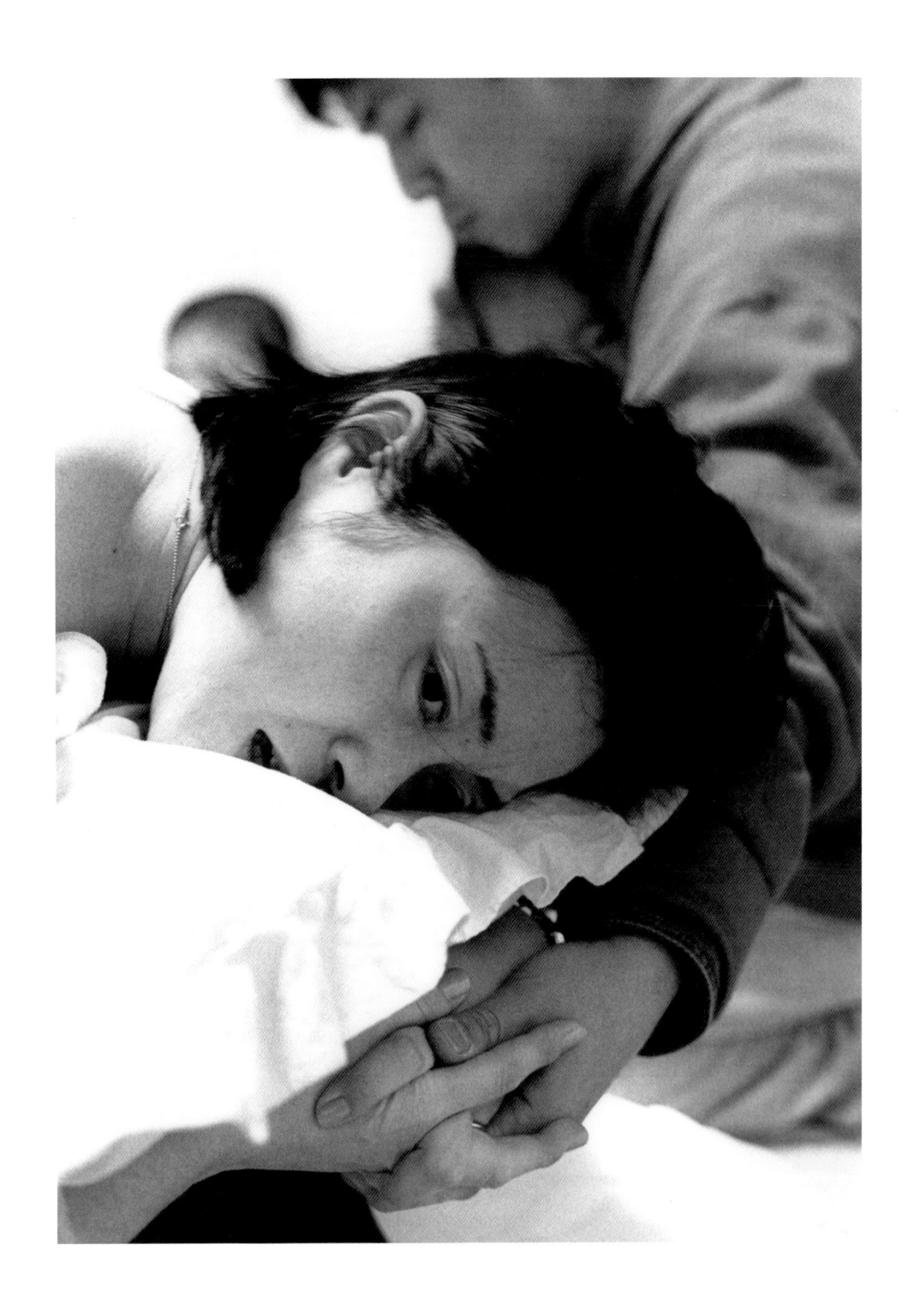

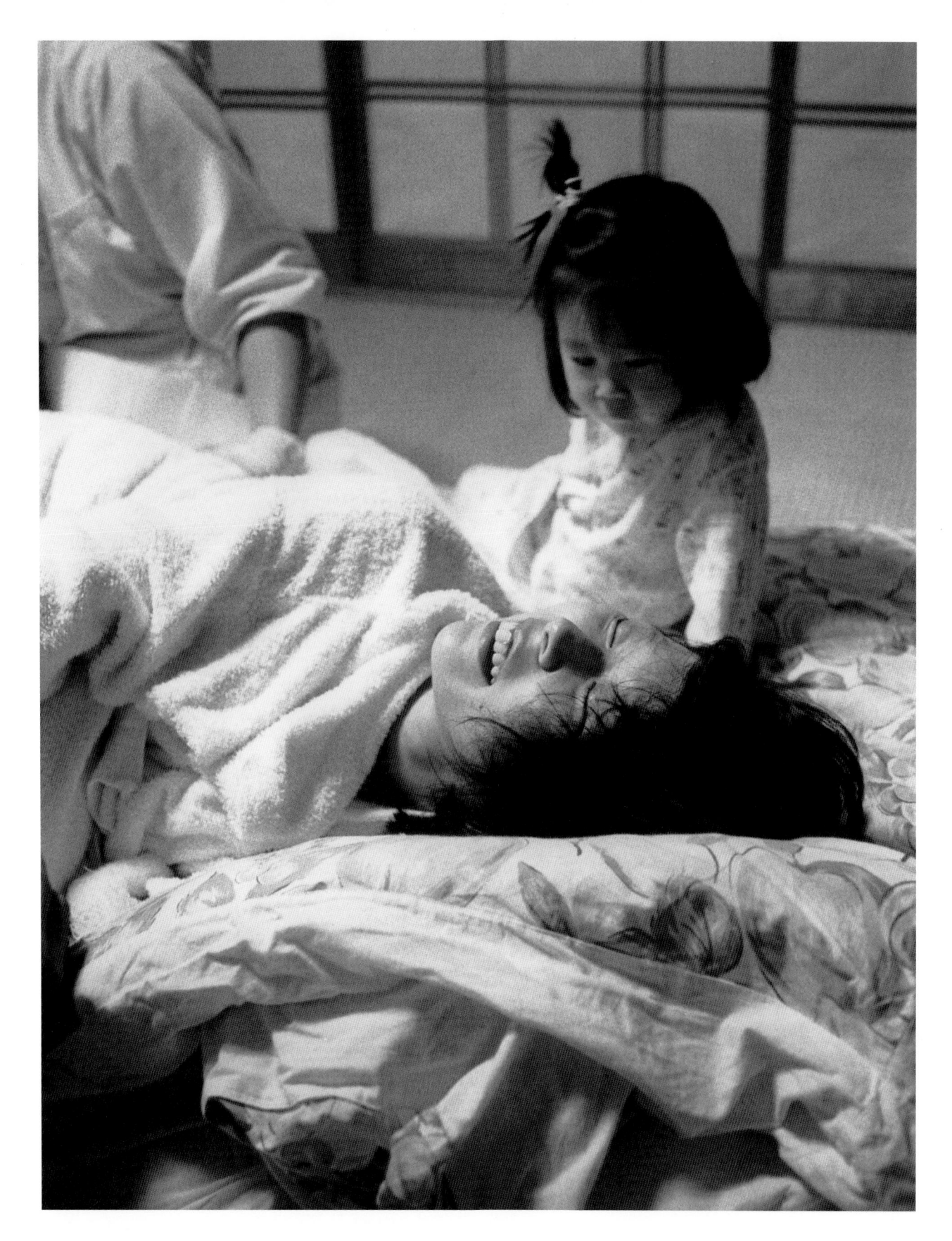

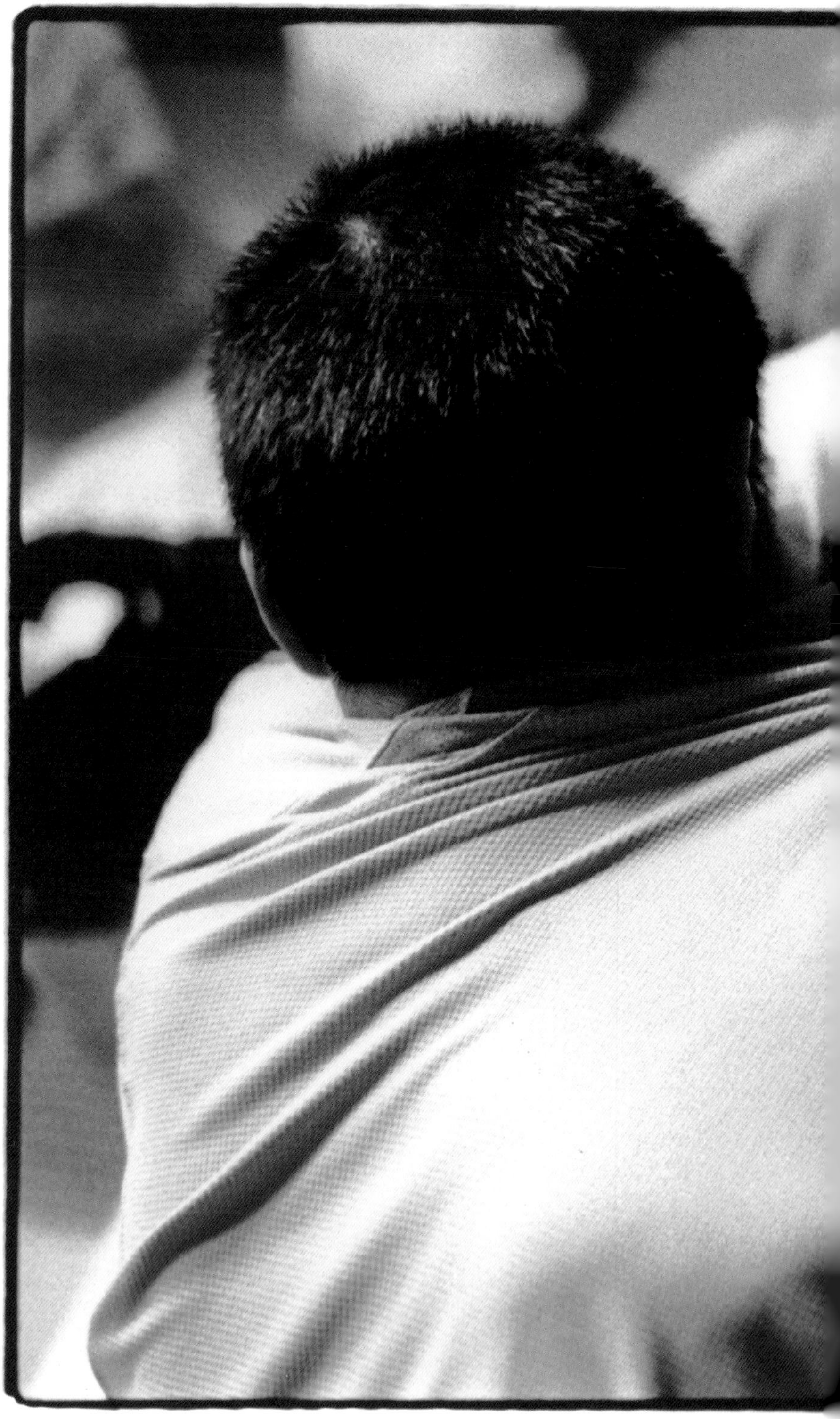

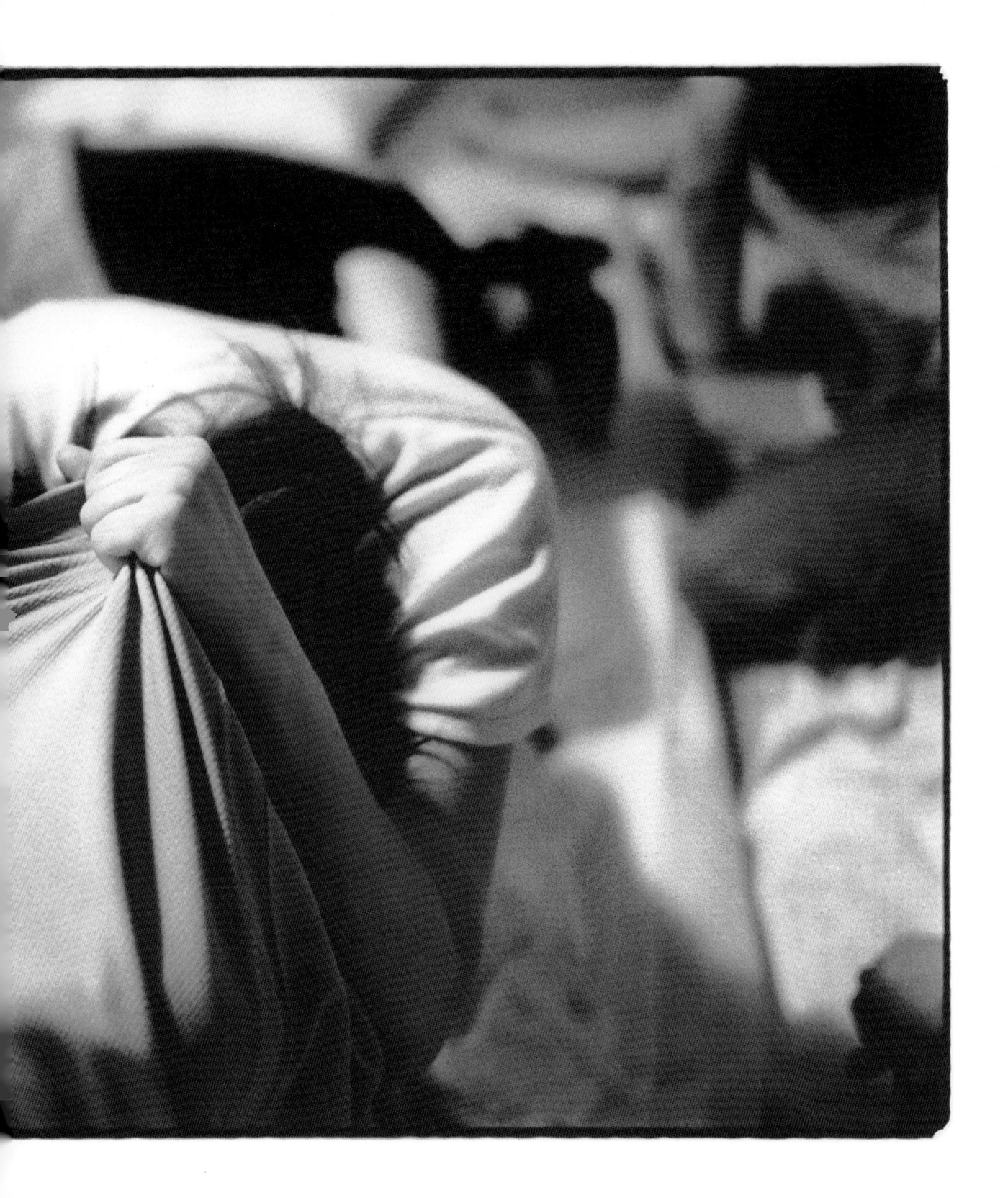

柔らかくしなやかな手

お産は格闘技と誰かが言っていたが

助産師にとってもまさにそうだろう

すべてが安産とはいかず　長引いたり　微弱だったりする陣痛に

へこたれる産婦を励まし　手助けする

冷静にして太っ腹　繊細でいて弾力に富み

人間味あふれている

その胸の内には　しかしいくつもの苦難を乗り越えたお産の記憶が

刻まれているのだろう

長丁場の末　赤ん坊の頭が見え隠れする　その時

大地にどっしりと腰を下ろして

柔らかくしなやかな　その手を　そっと産婦の身体に添える

喜びと緊張を味わいながら　助産師は格闘している

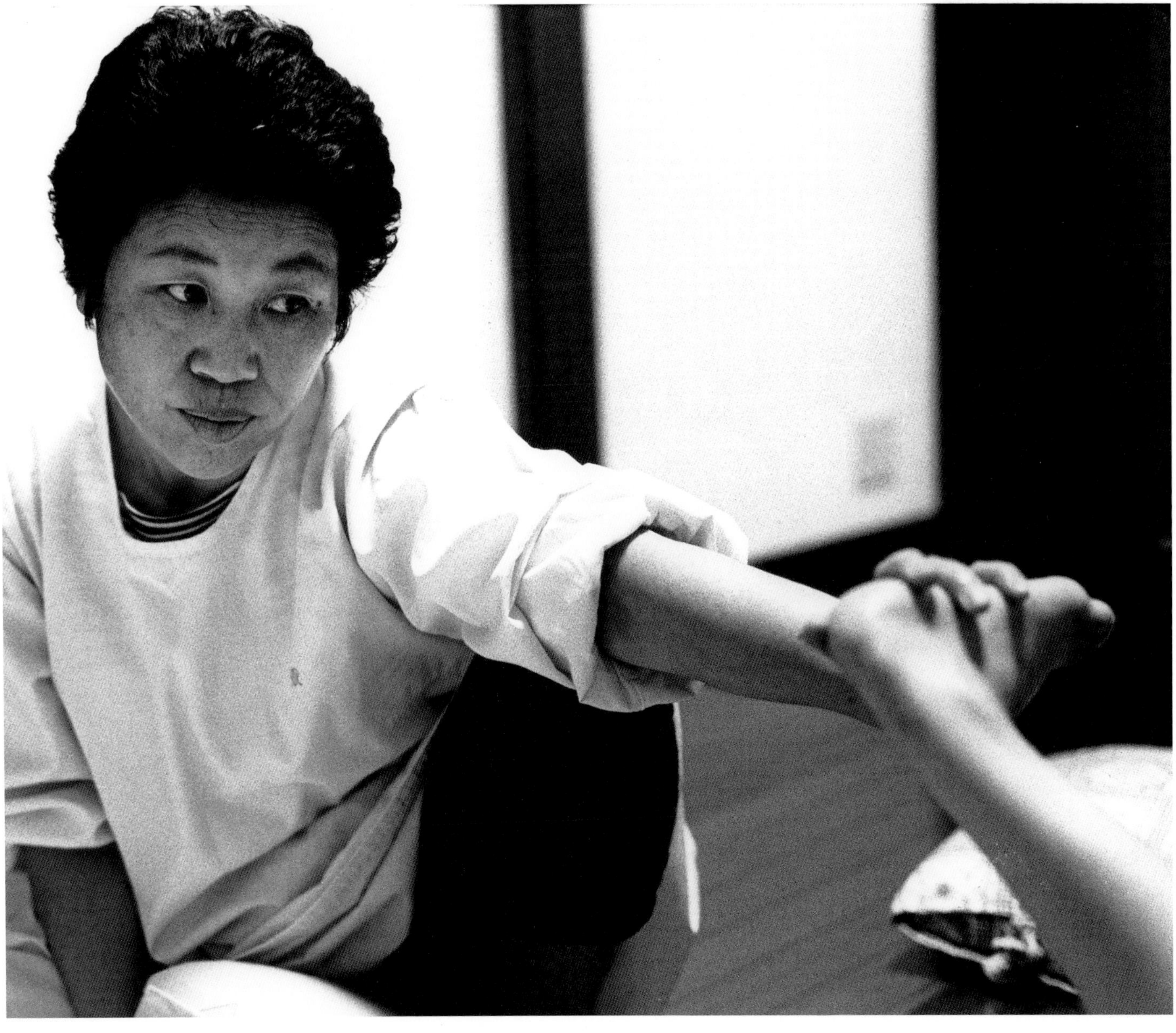

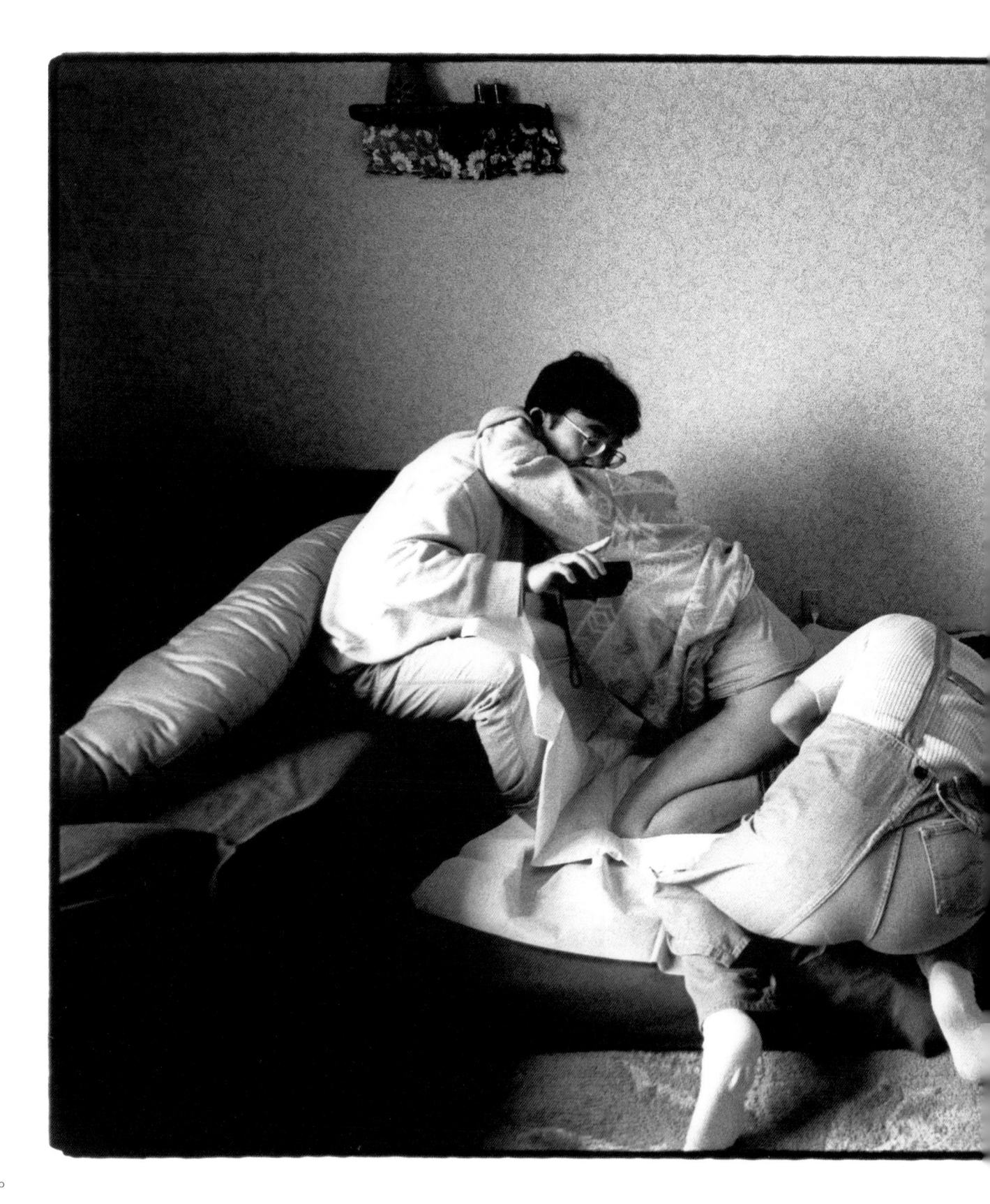

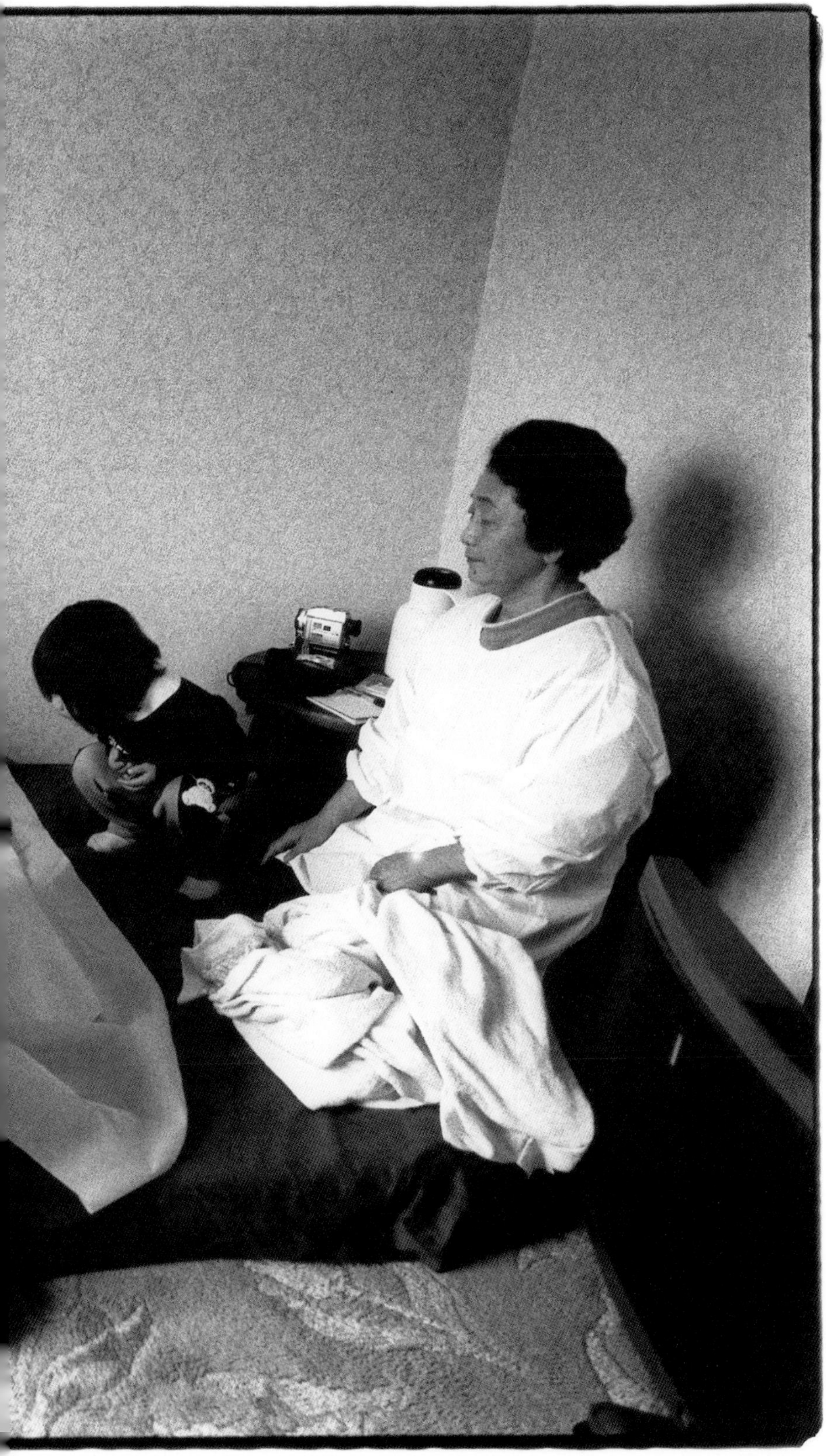

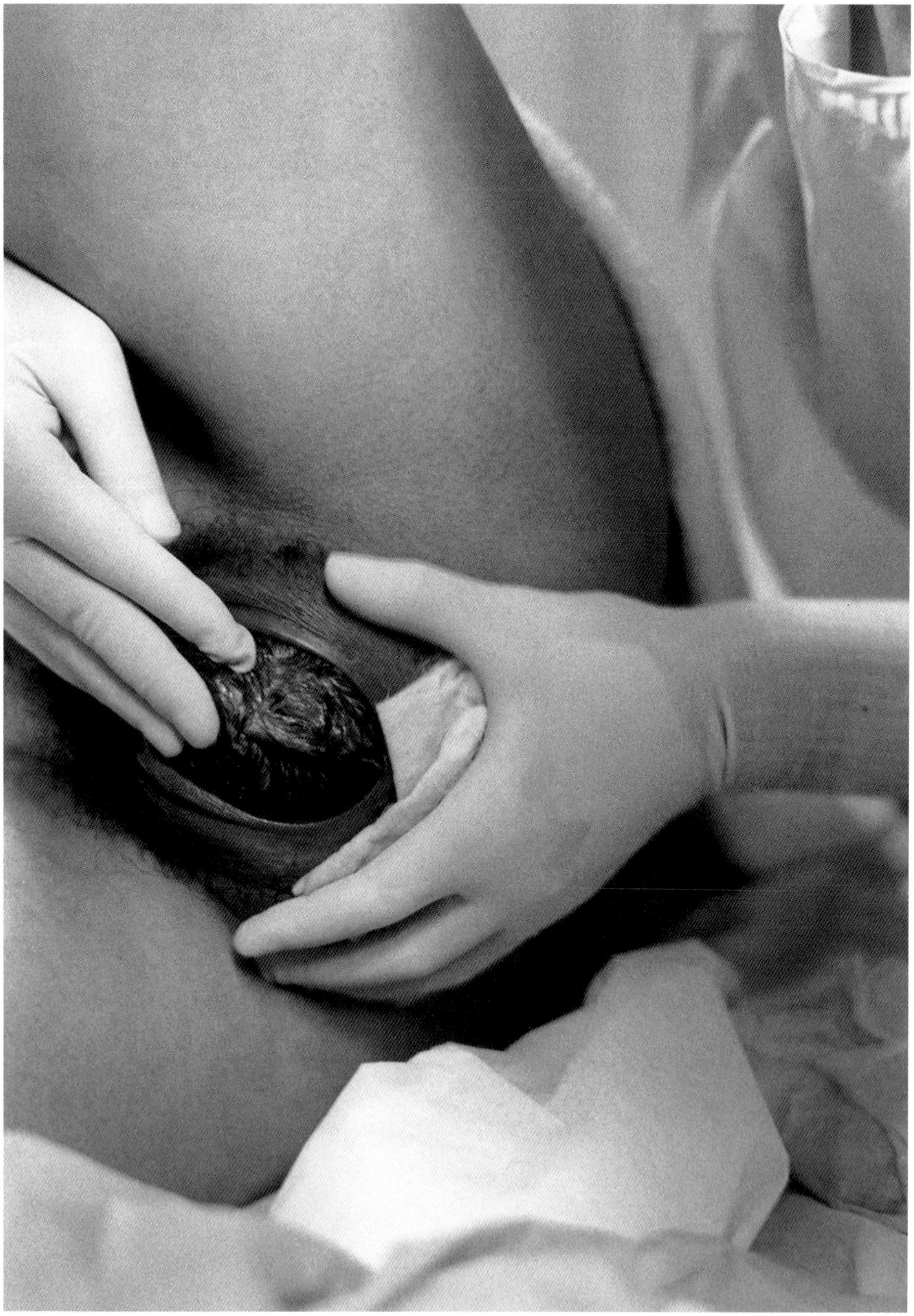

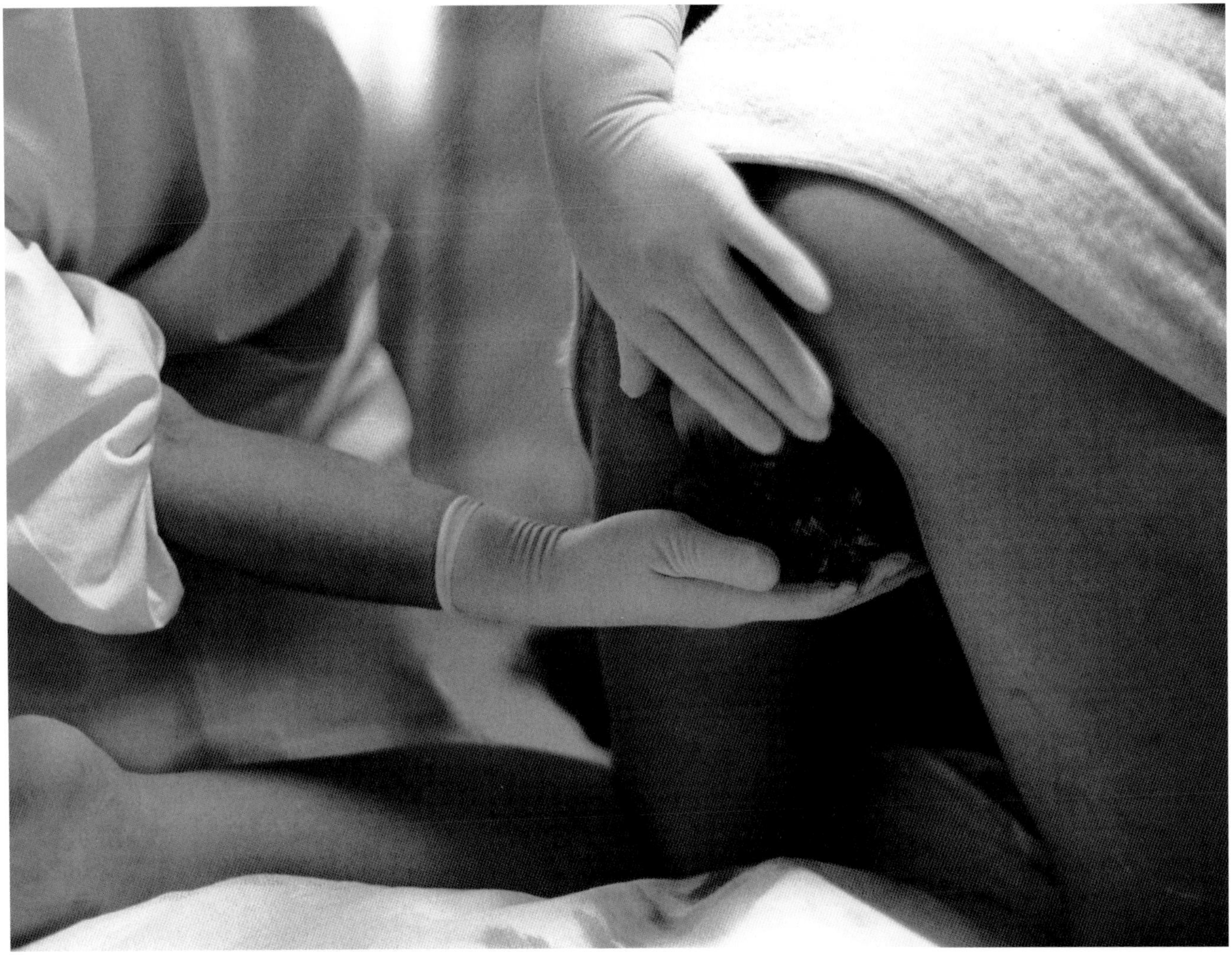

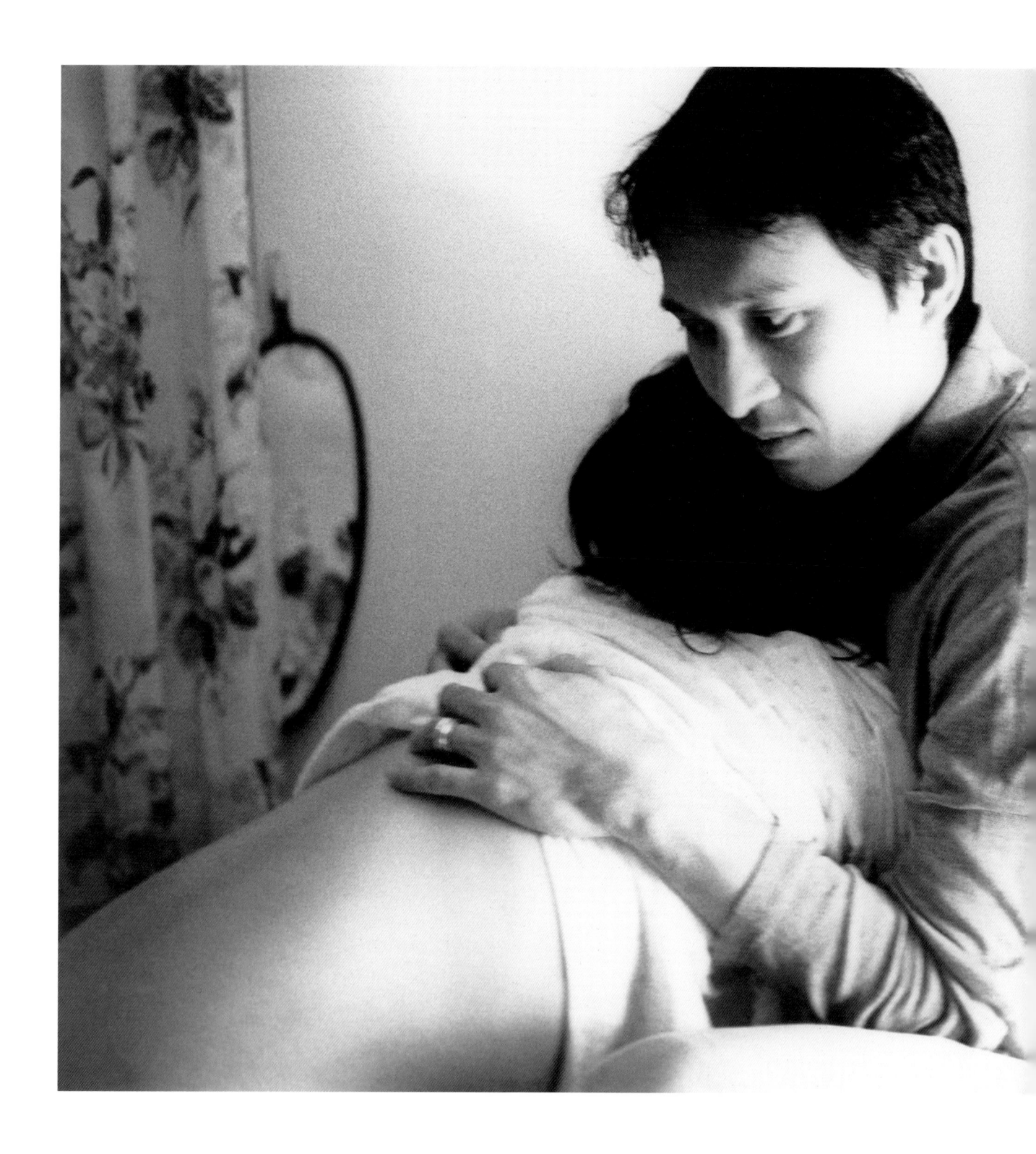

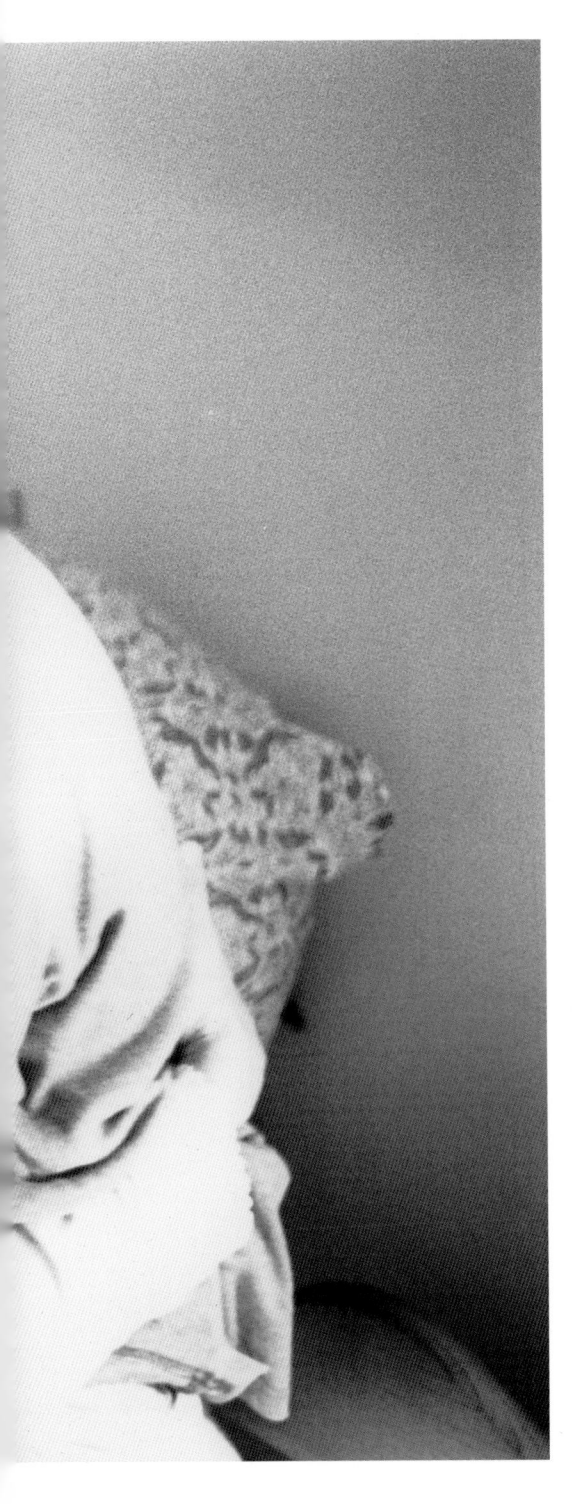

分かちあう

闇のなか　ランプが灯る部屋でふたりは寄り添う

深夜2時　だんだんと陣痛の感覚が短くなってきた

かすかな吐息が声になり高まってゆく

夫の胸に身体を預け

打ち寄せる波を共に感じながら

今　この瞬間を　夫婦で分かちあう

隣のベッドで眠っていた2歳と5歳の娘たちも目を覚まし

家族みんながそこにいることが

なにより自然で　心地よかった

助産師の手に　柔らかな子の髪が触れる

さあ　おいで　ここに

あなたを待つ人のもとに

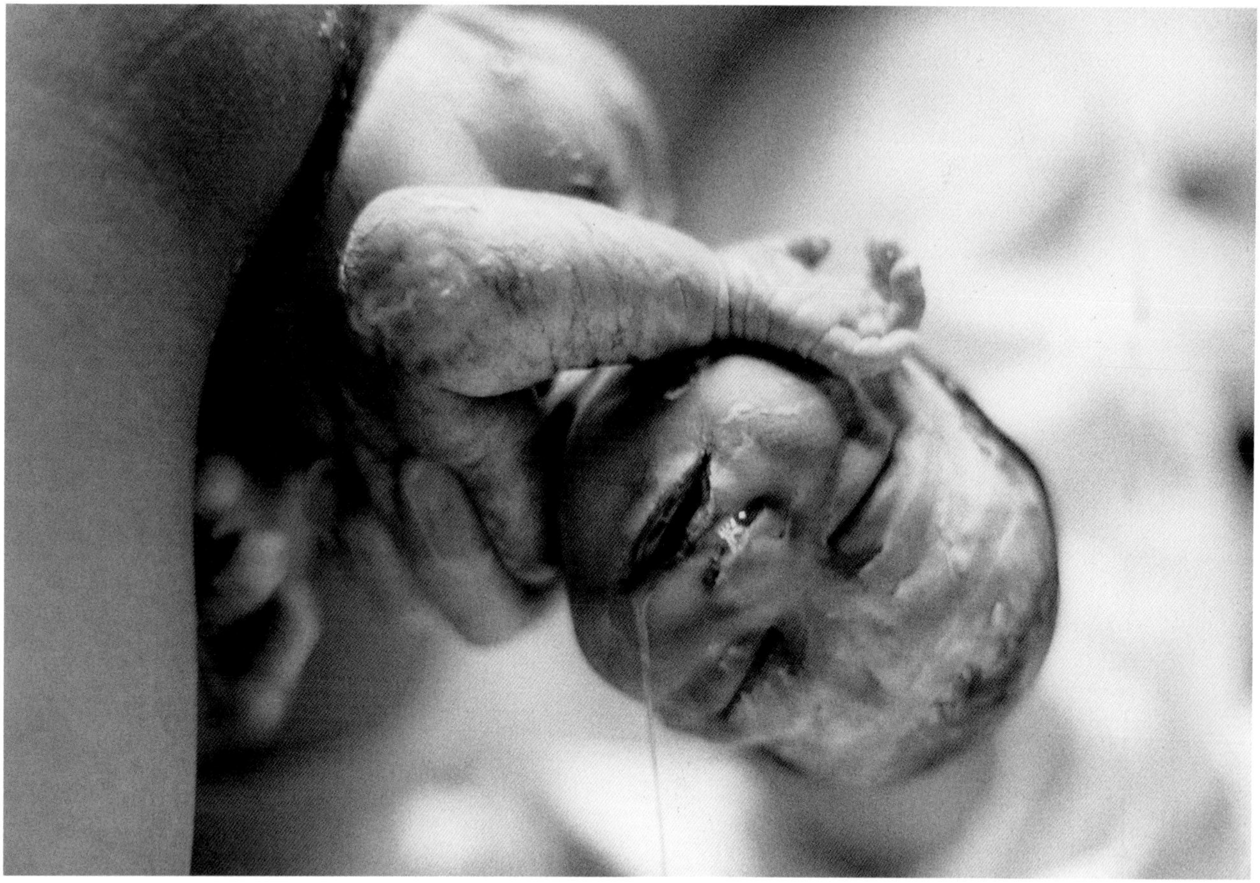

III

抱擁

meet
my
baby

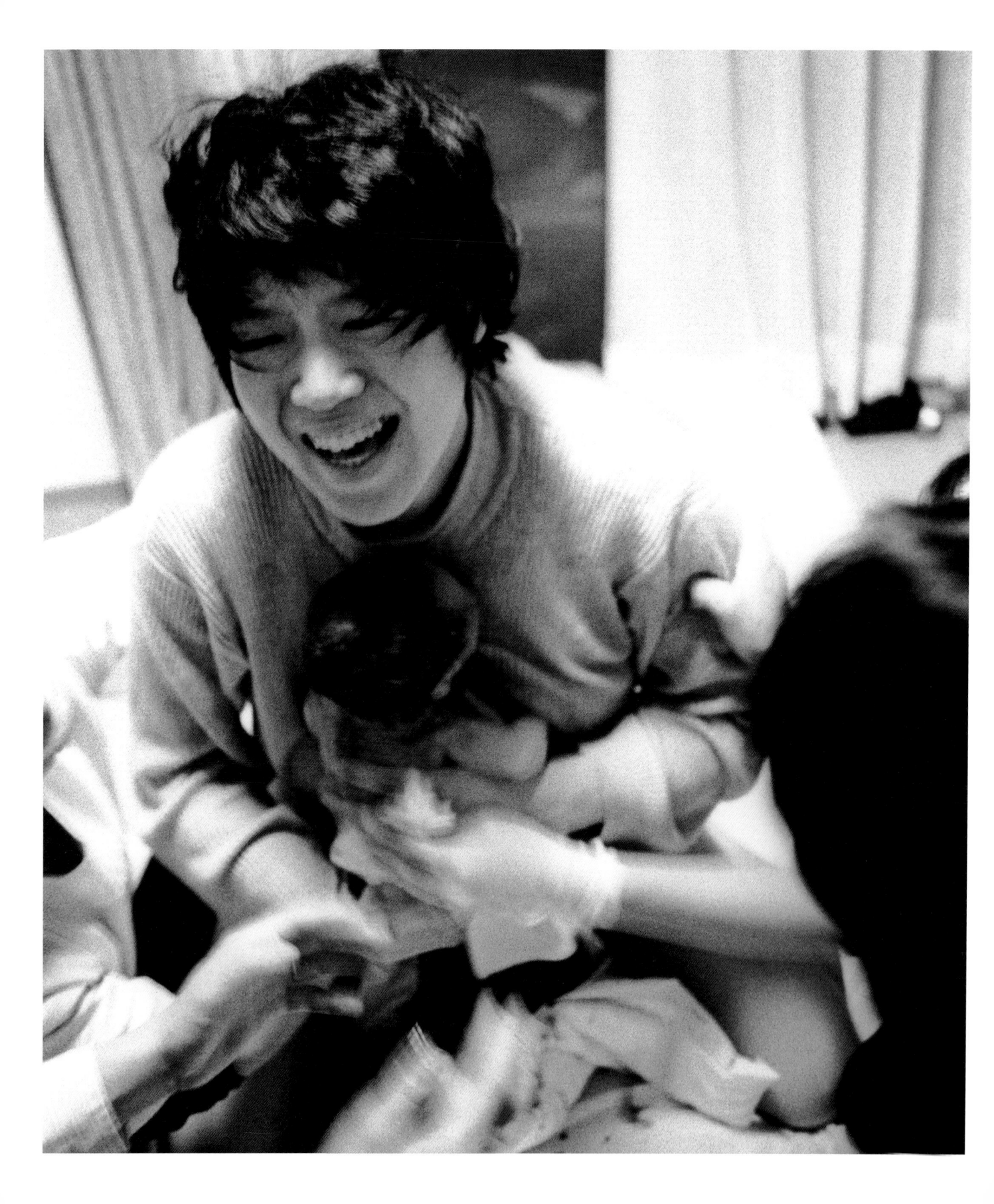

この手に抱く

想像以上に辛かった　はじめてのお産

こんな痛みがつづくのなら

おなかを切ってほしいと　何度も思った

けれど　わが子を胸に抱き上げた時

「うわーっ」と　身体中が叫んでいた

まるで動物のような感覚

手の中の赤ん坊は　雛鳥のようだった

かわいくて　愛おしい

「これが　赤ちゃんなんだ」

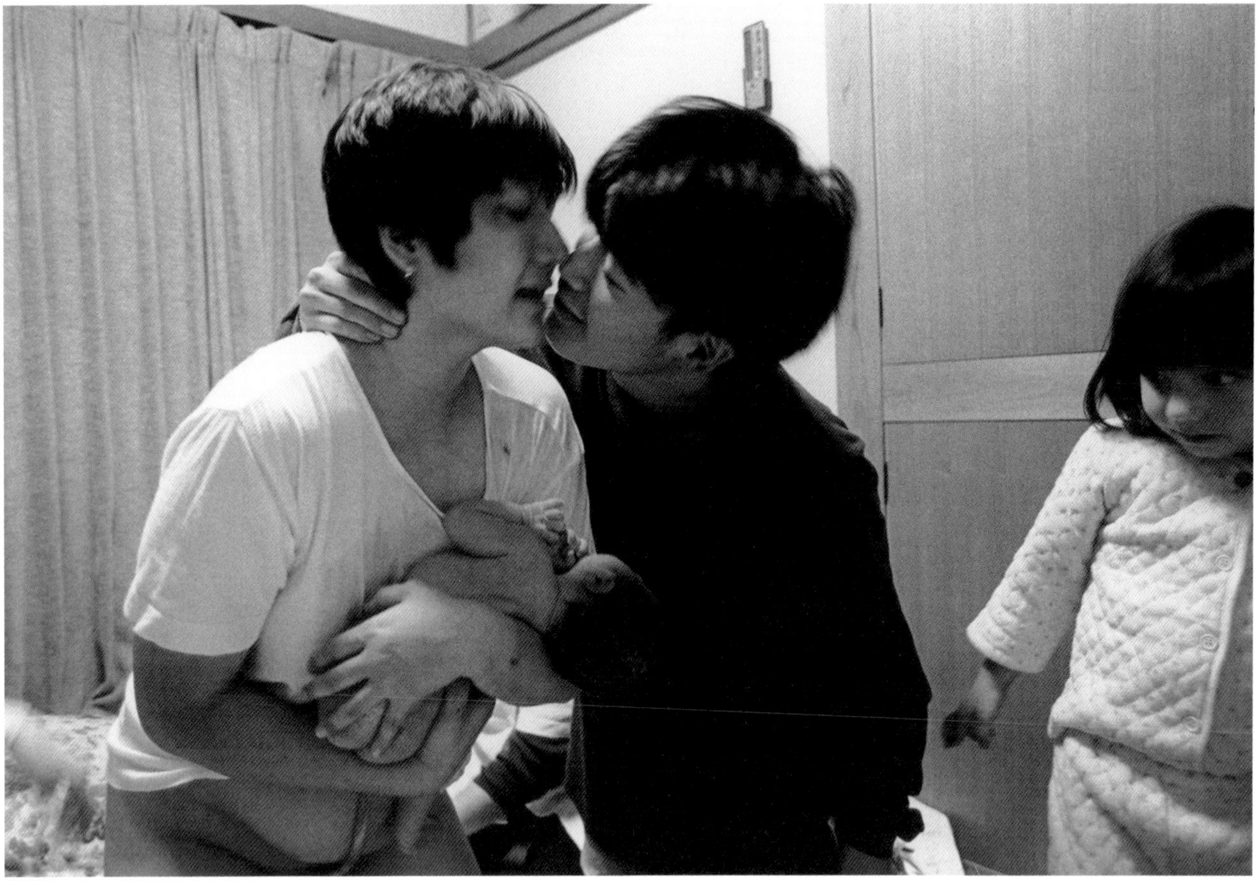

61

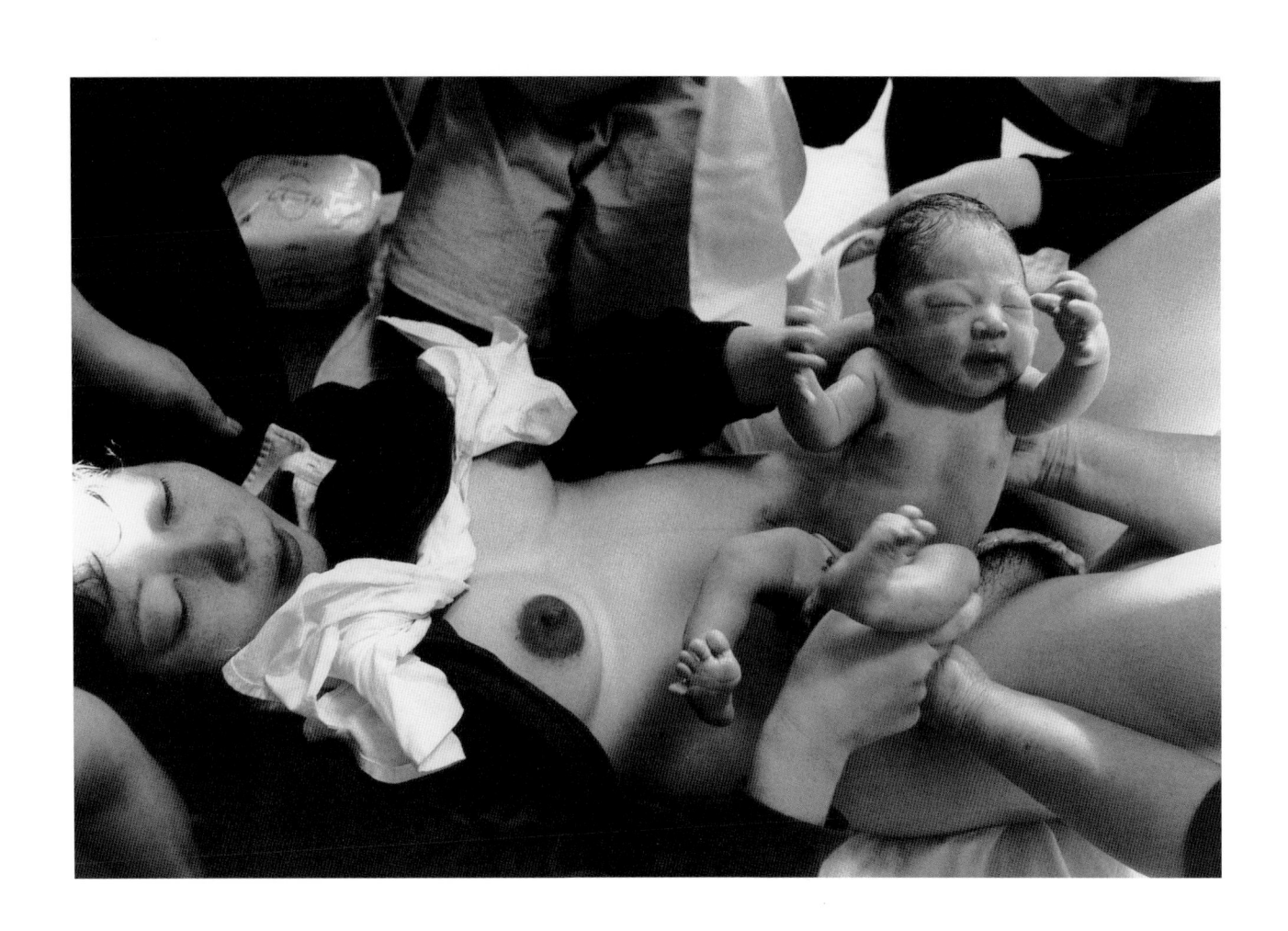

安らかな誕生

今　ここに　生まれたばかりの赤ちゃんがいる

母になったばかりの人がいる

いのちが芽生えて　生まれるまでの　長い道のりの間

ふたりの絆は少しずつ育まれ　やがて　小さな花が開いた

3日3晩　夫と　助産師さんの励ましと支えで

やがてゆっくりと赤ん坊が現れた

「長い時間かかったけど　お産を知ることができて　本当によかった

自分もこうして生まれてきたんだ」

静寂の中　母は子に　安らかな笑みと　肌の温もりを　伝えている

夜明けはもうすぐだ

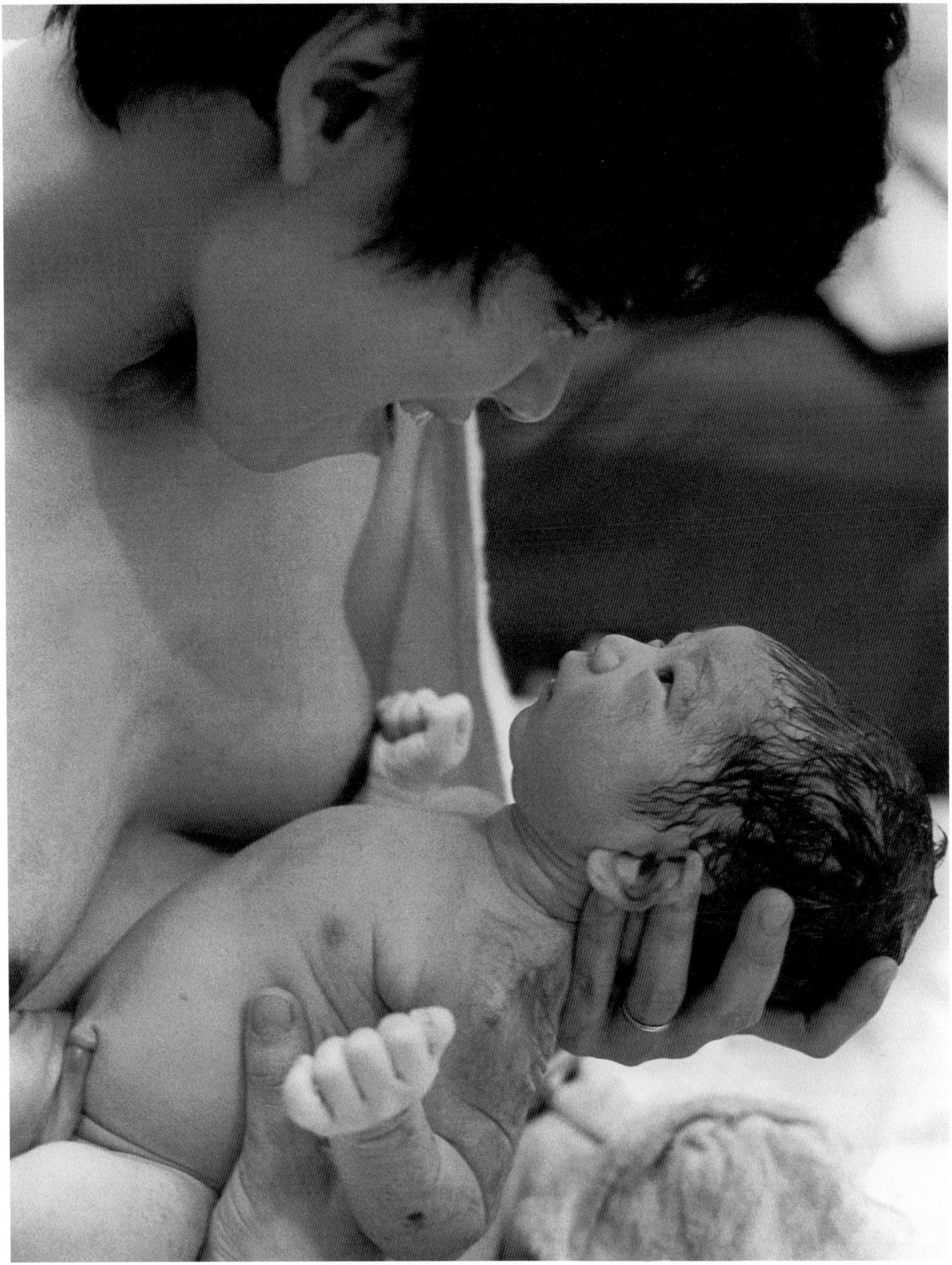

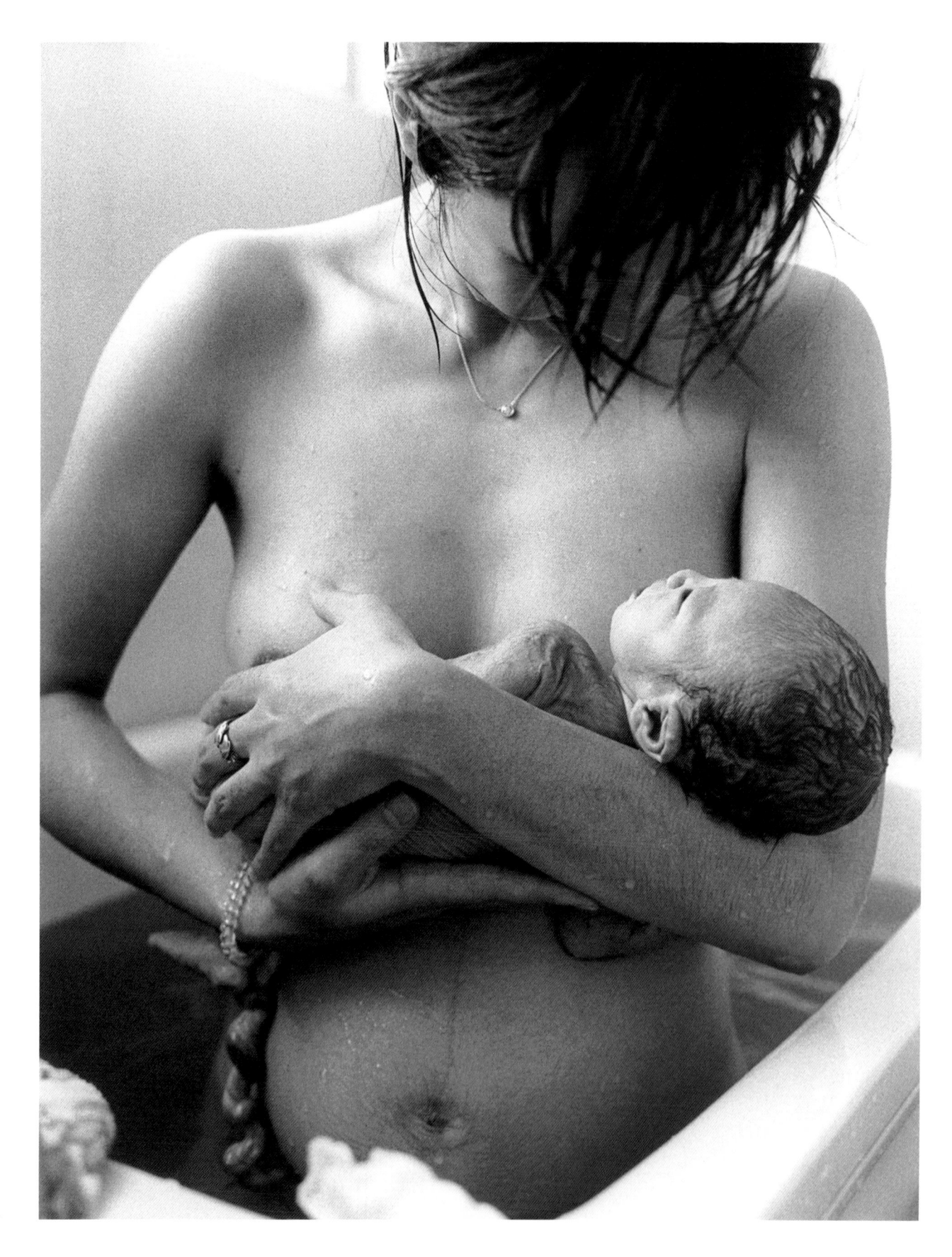

65

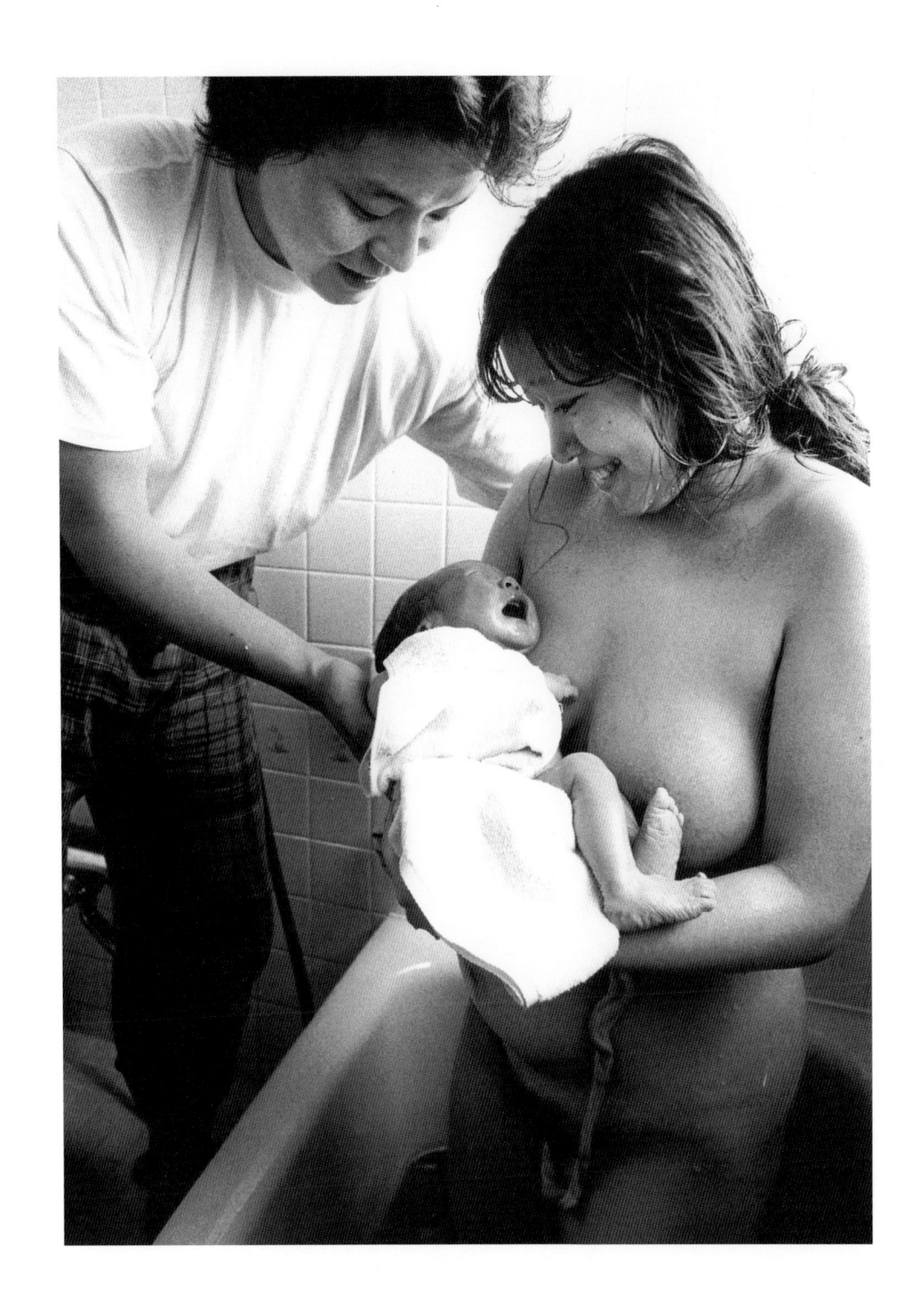

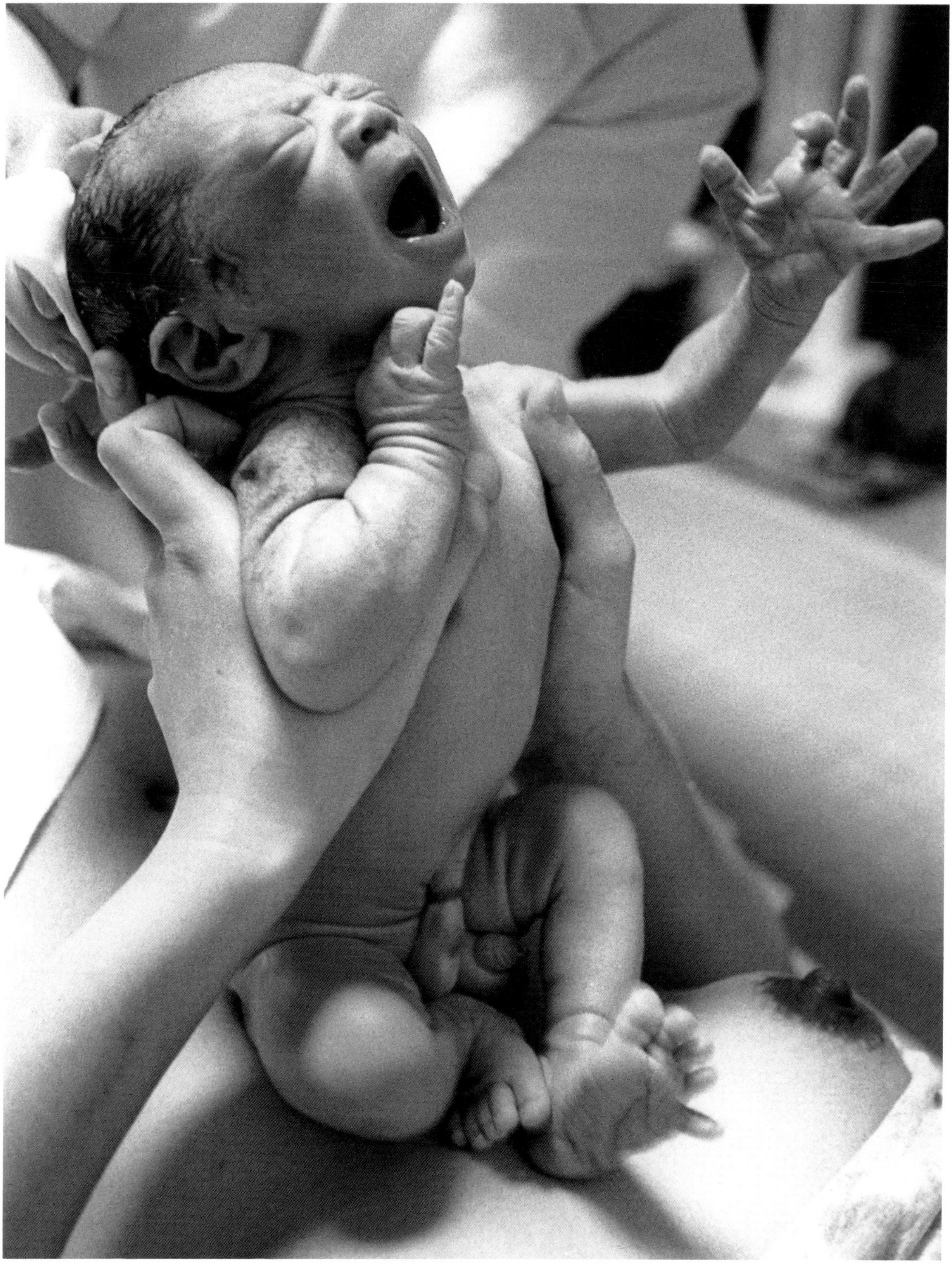

産声よ　響け

赤ちゃんの産声は　この世に生まれでたことの証し

母の胎内で　すでに準備をしていたのか　その繊細で　透き通った産声は

いつしか　力強い意志を帯びて　私たちの耳に　届けられる

助産婦さんが　「ほら　自分で取りあげて」と声をかけながら

赤ちゃんを母親の手に渡す

母は両手を差し出し　しっかりと受けとめ　おなかの上に

待ちに待った　この瞬間　ヌルリとした　感触

「あっ　男の子だ」母は声を上げる　「へその緒の太いこと」

「お父さんに似ているよ」

助産婦さんの顔はこぼれんばかりの笑みから

今また　真剣な顔へと変わった

役目を終えた胎盤が　母の身体から離れる

ゆっくりと　愛しそうに　助産婦はそれを受けとめた

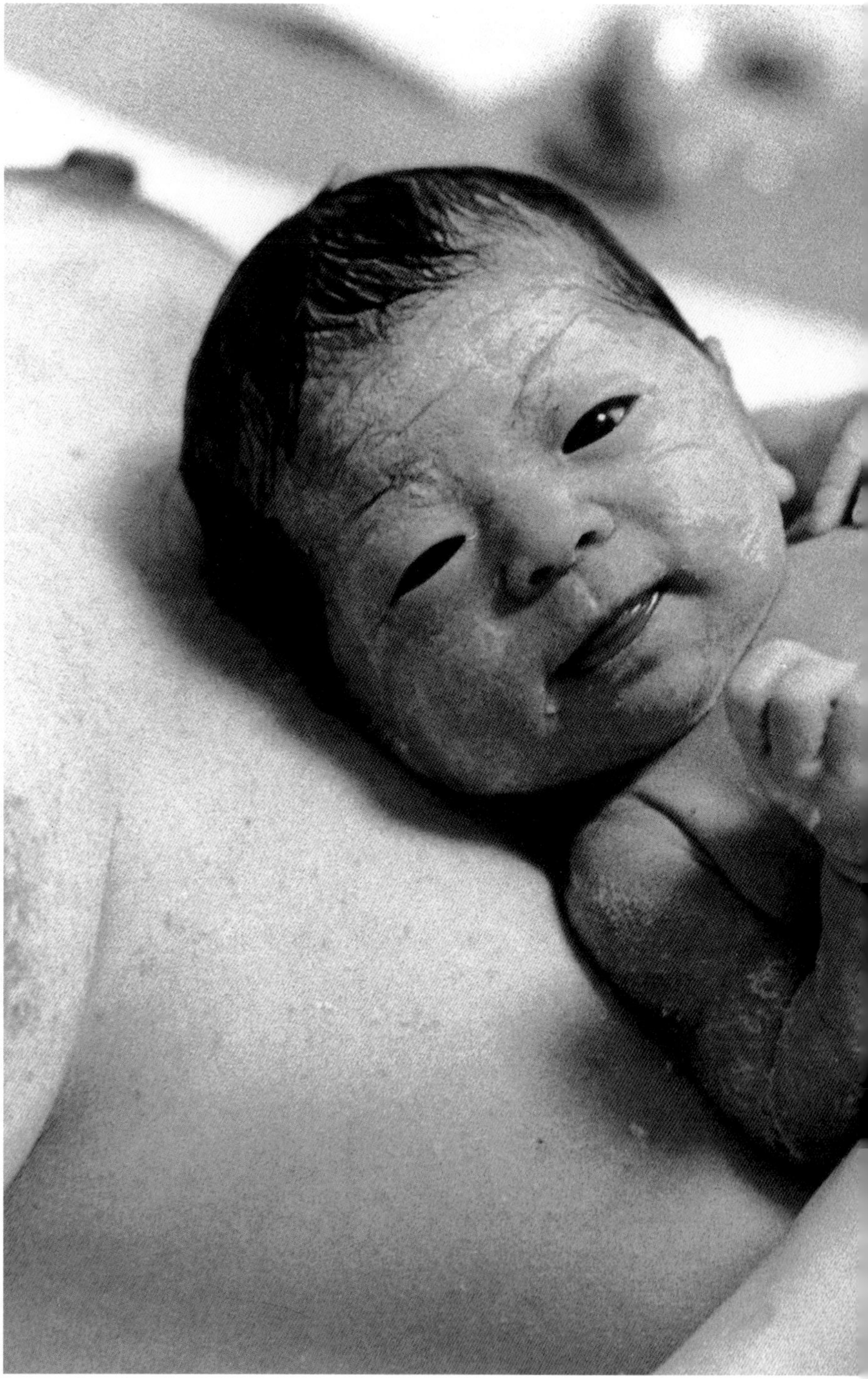

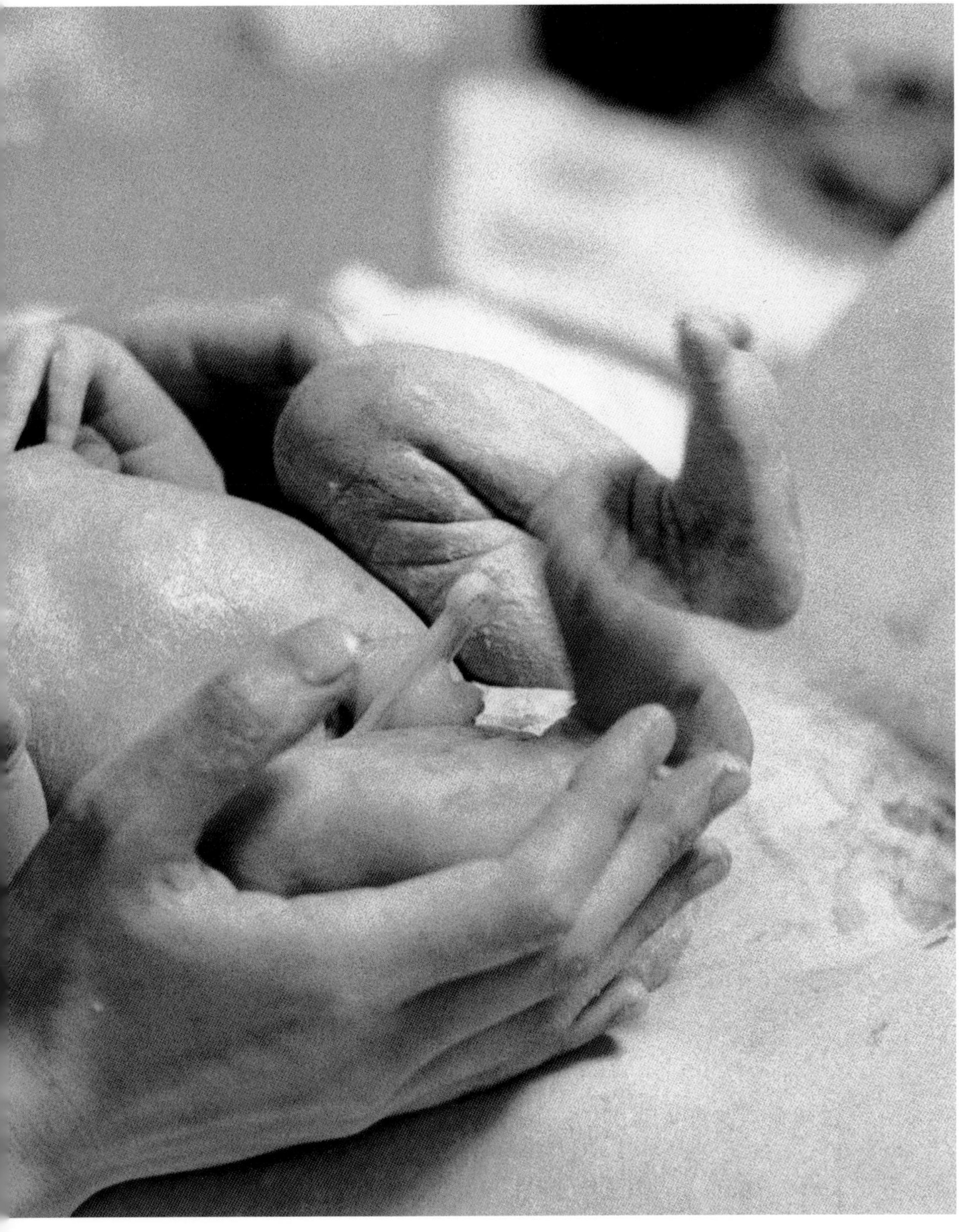

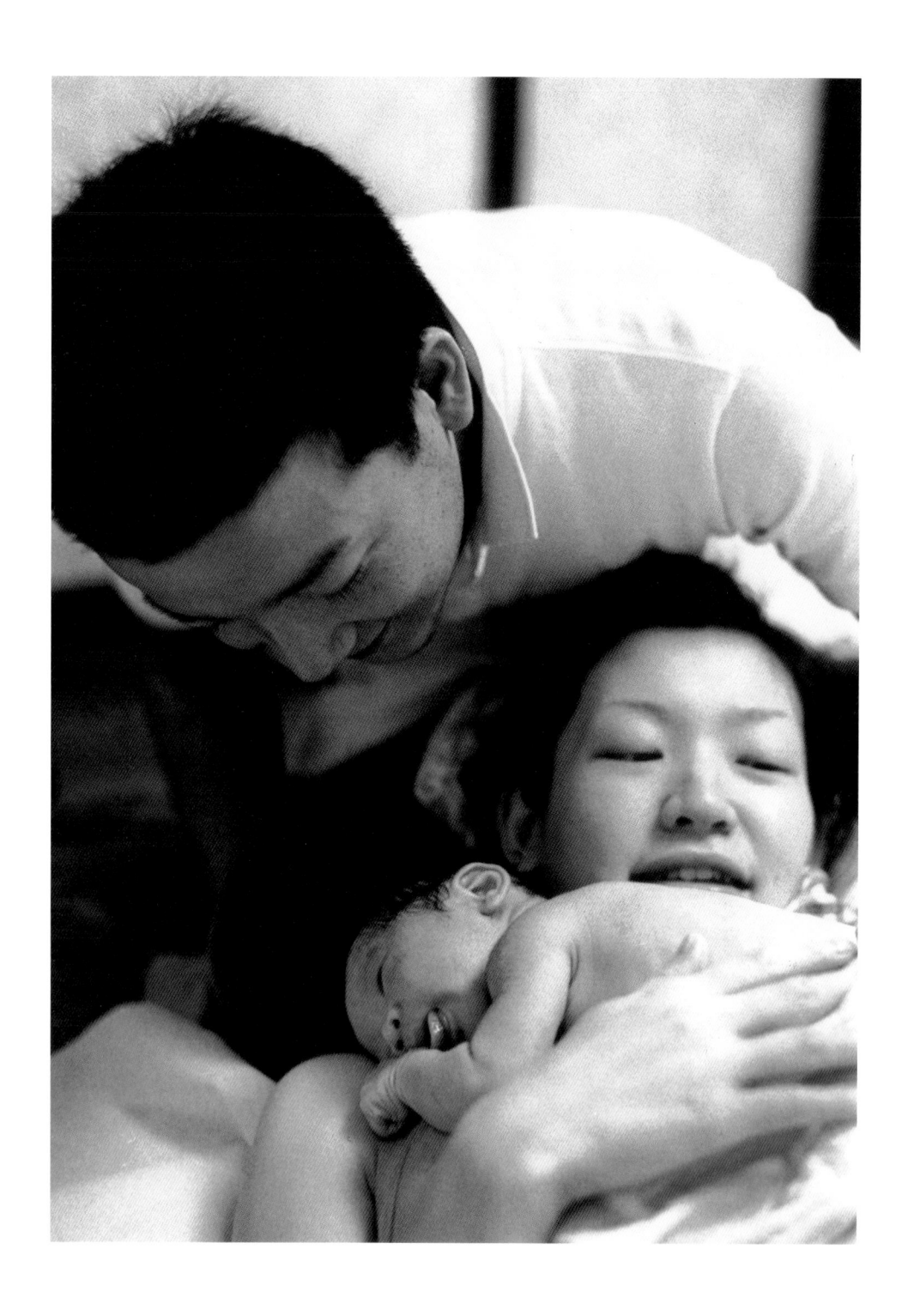

71

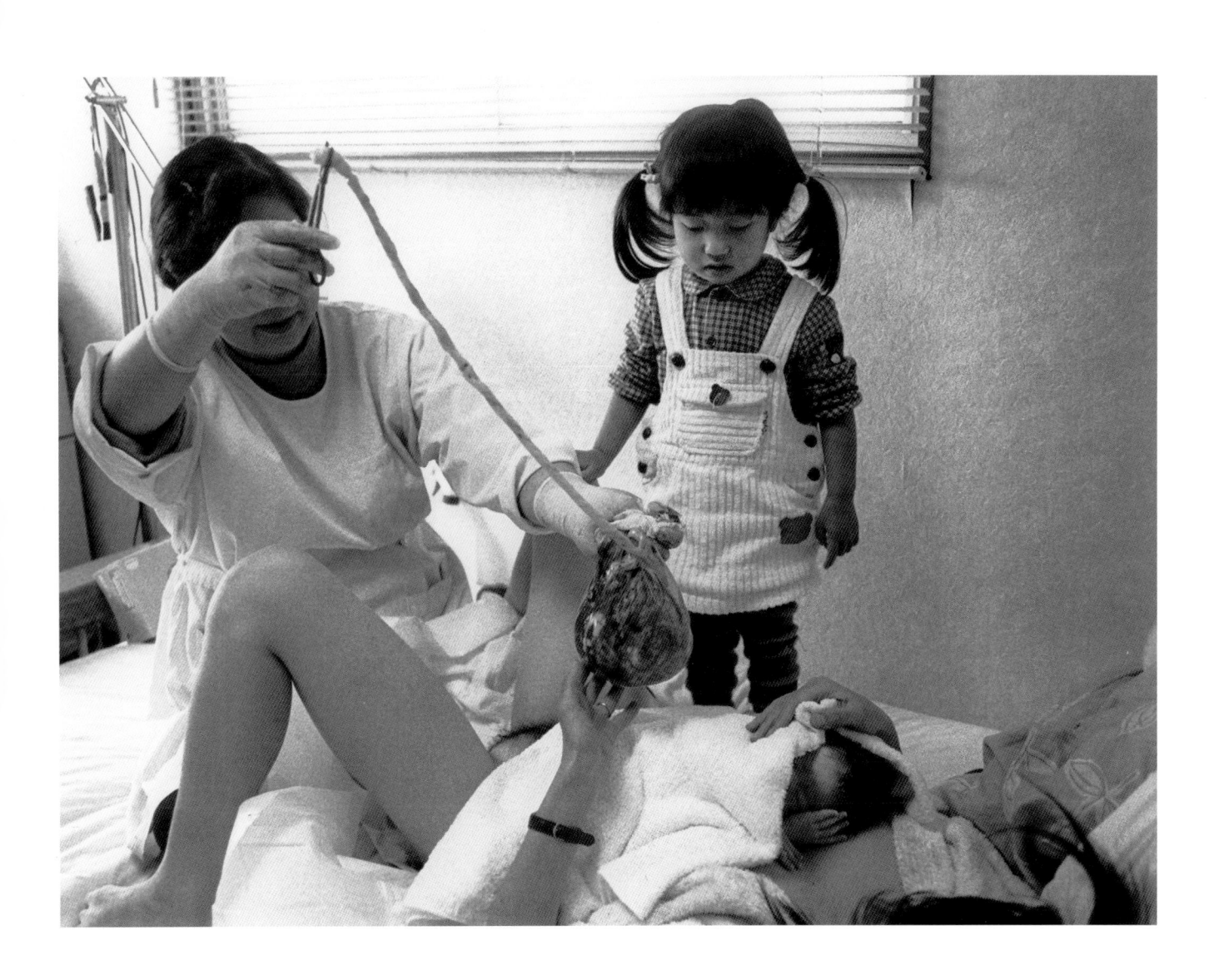

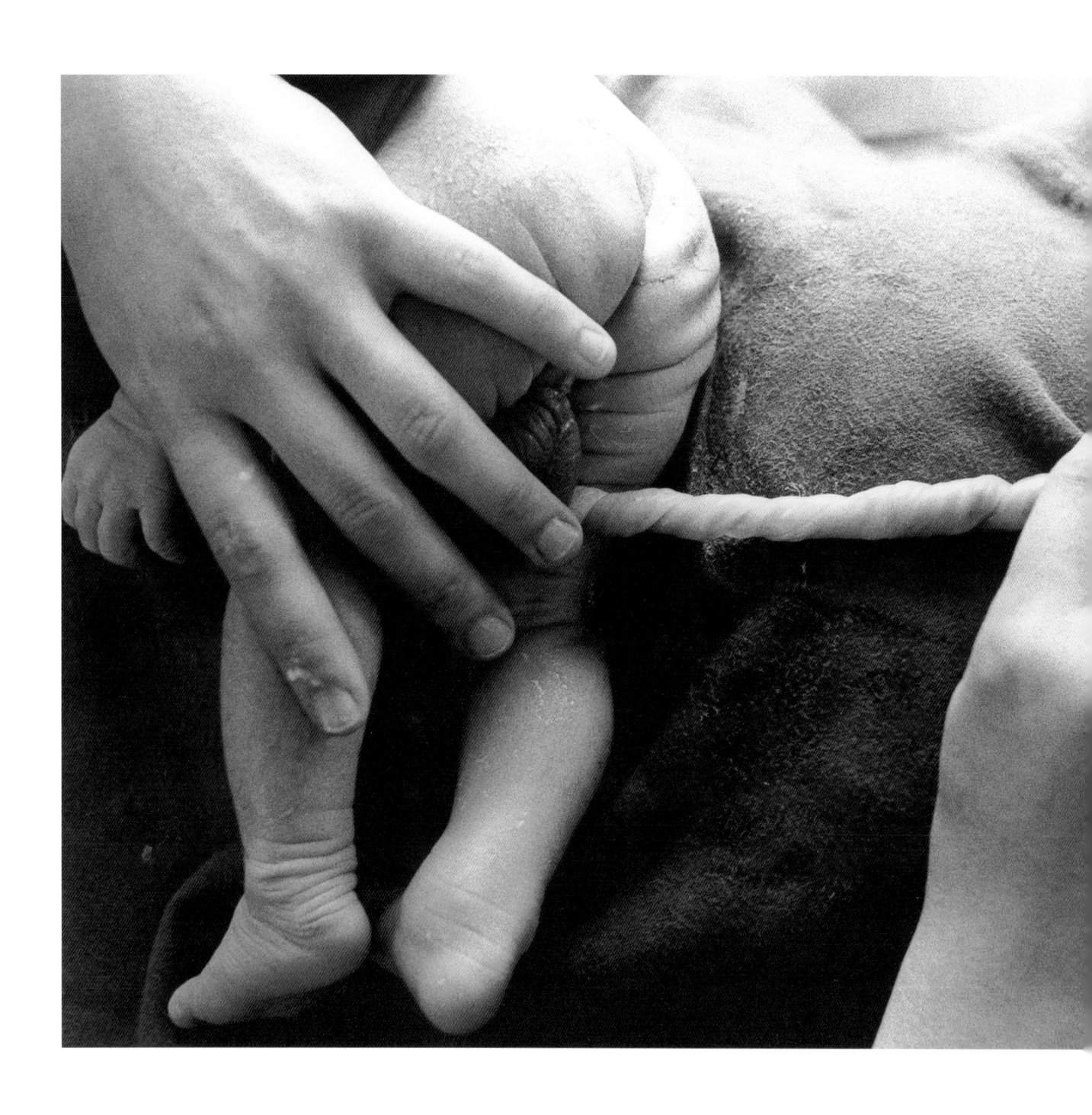

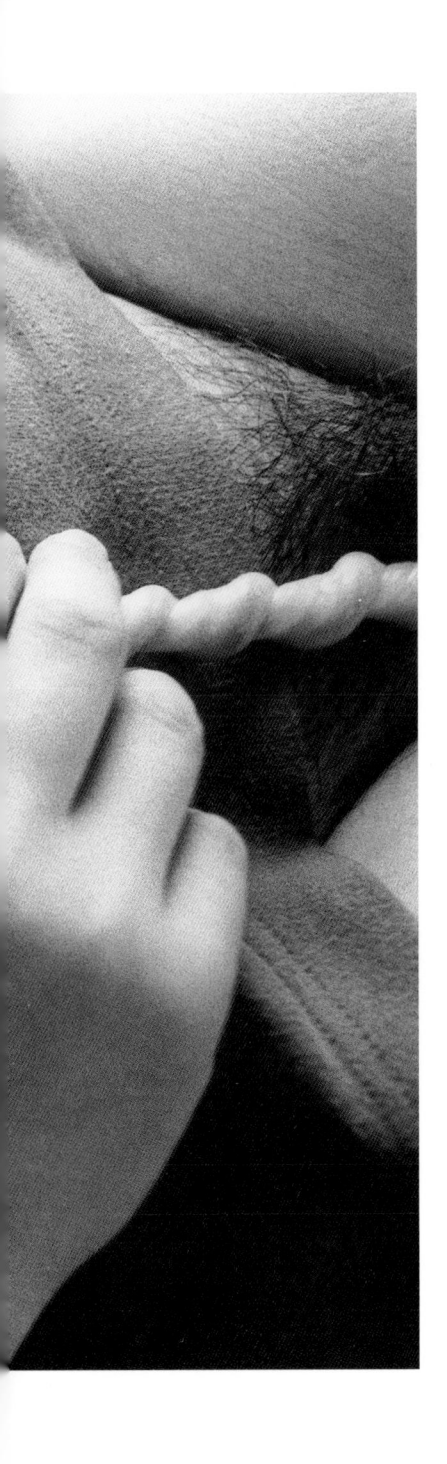

幾万年の記憶

ずっと笑って　笑っている間にお産が終わっていた

美千香さんは3人目の自宅出産をそう振り返る

静かな日々の暮らしの中で　時が満ち　陣痛が始まった

母と子が　身ふたつに分かれる前に

ふたりをつないでいる　へその緒に触れてみた

らせん状に白く輝きを放つその絆は

やがて　小さな木箱の中で　子を守る役目を担う

縁側の障子から　陽光が降りそそいでいる

幾万年とつづいてきた　いのちの仕組みを

女たちは　身体の記憶にきざんでいる

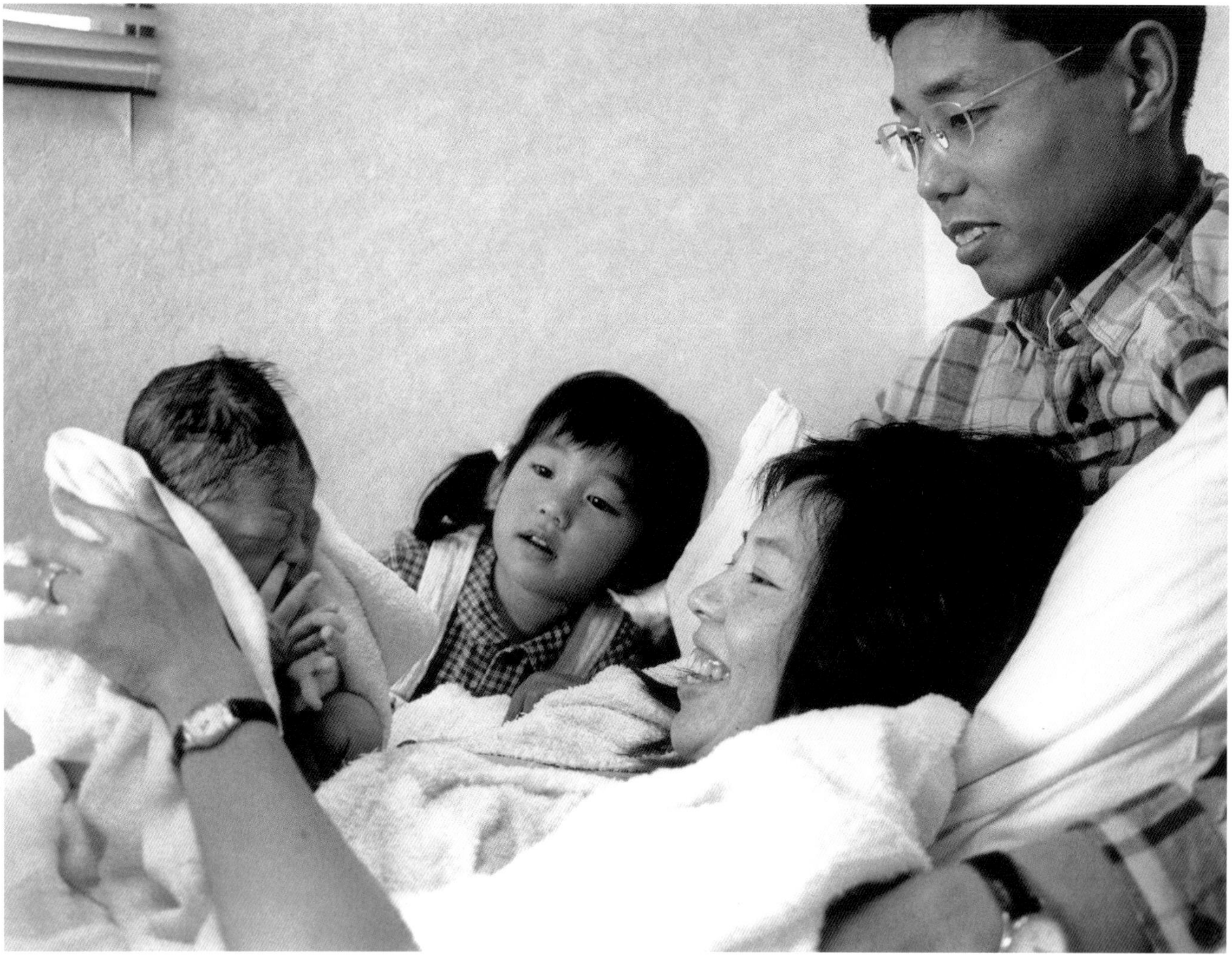

75

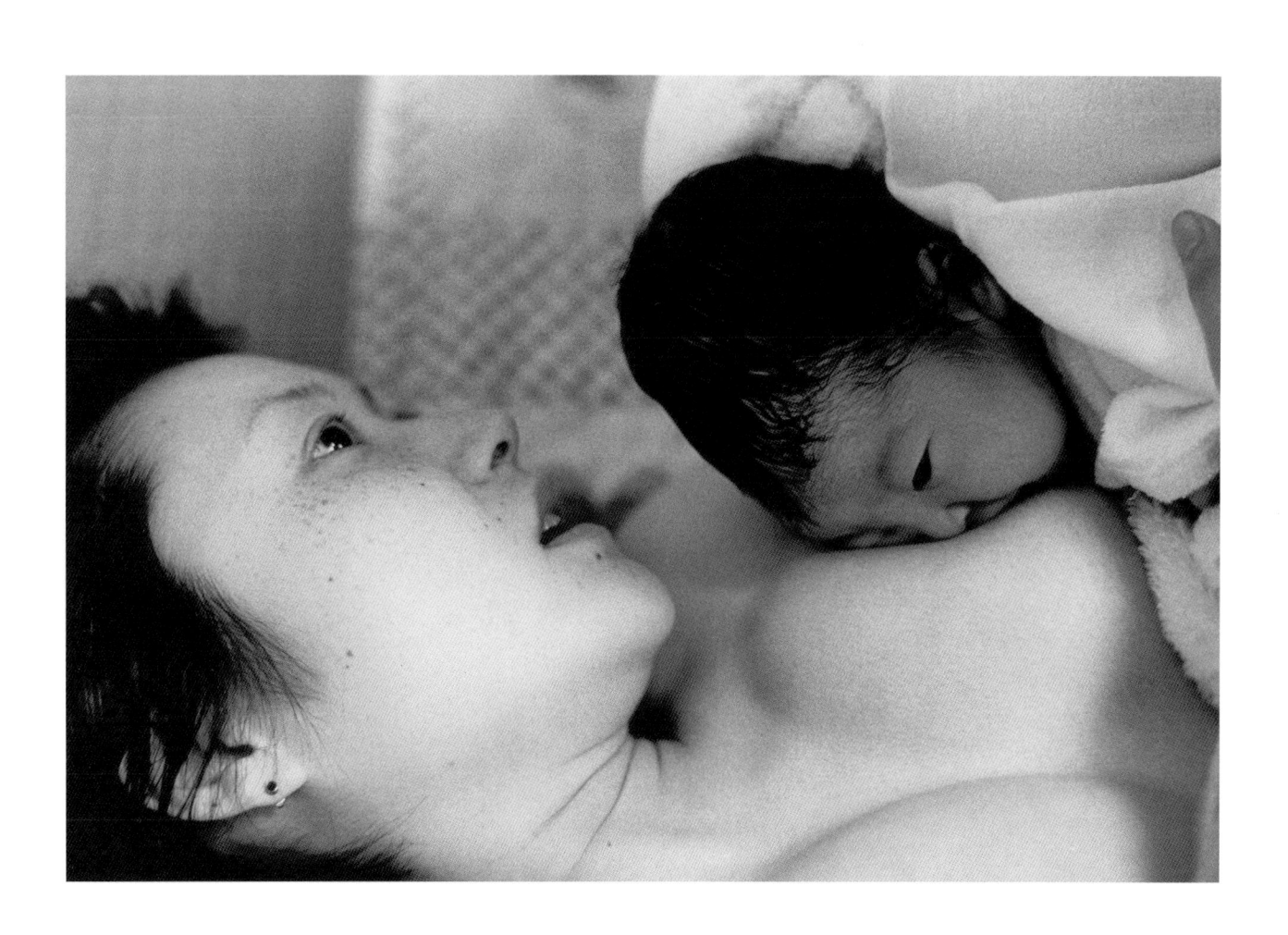

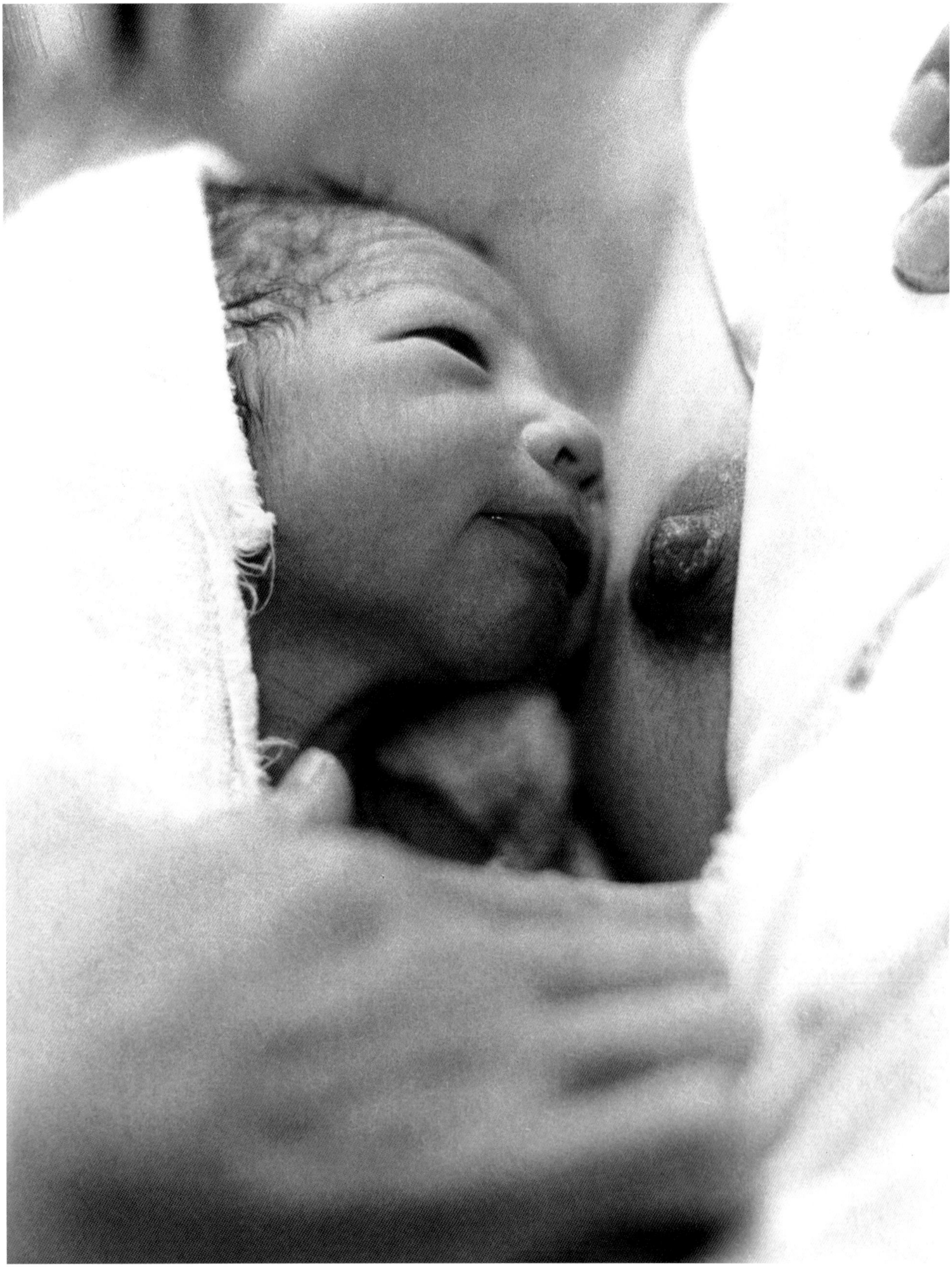

77

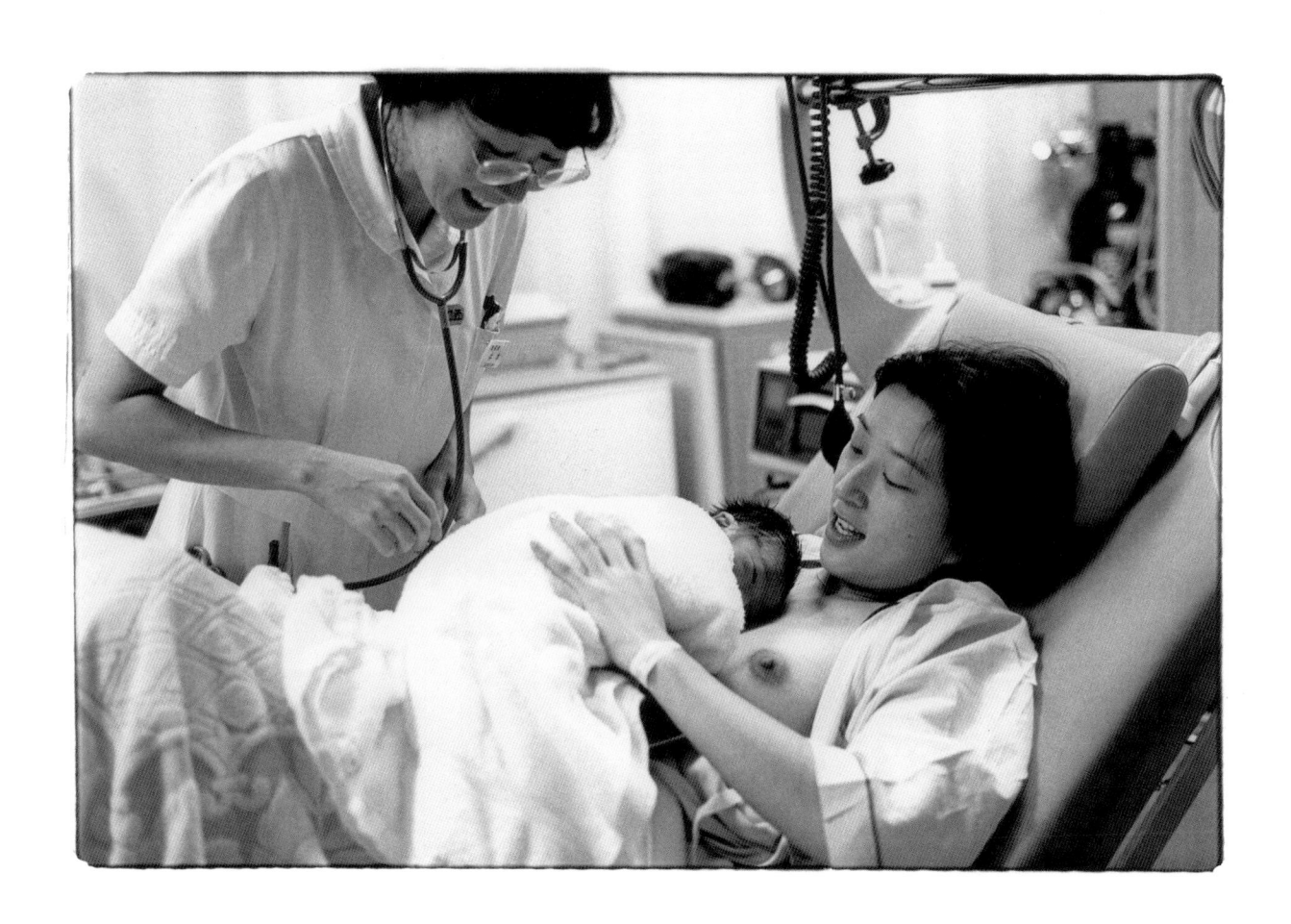

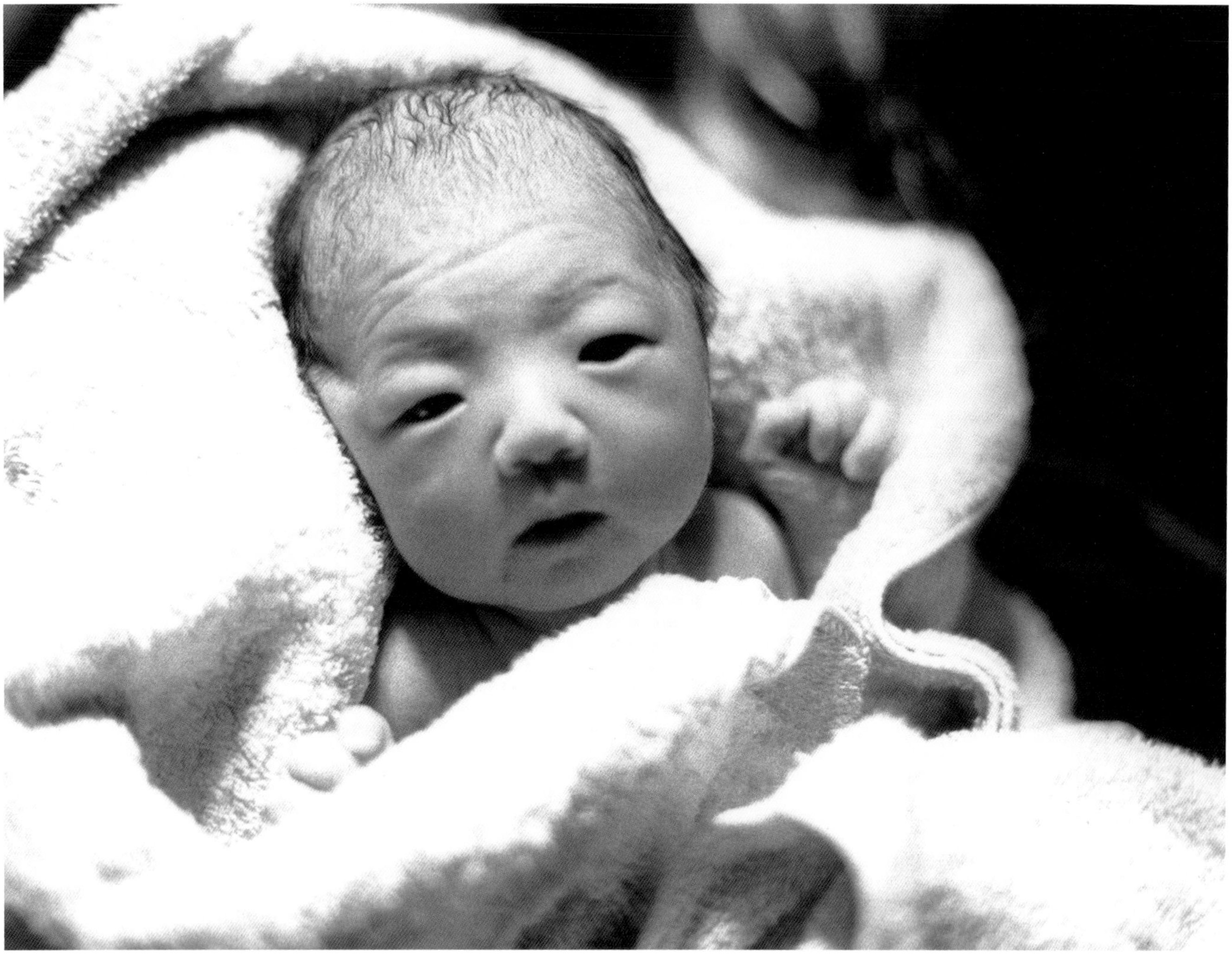

大切な人

お腹に宿った時　びっくりして　うれしかった

来てくれたんだね　私のところに

妊娠中は　自分の身体や心と向き合い　いたわった

自分が進む道を　この子が導いてくれ

一緒に歩んでいた　そうして　やっと　会えた

静かな祈りの時間に　降りてきた名前を　あなたにつけよう

光流　ひかる　自分でしっかり生きる力を身につけて

たくさんの愛をもらって

身体と心を育み　歩いてほしい

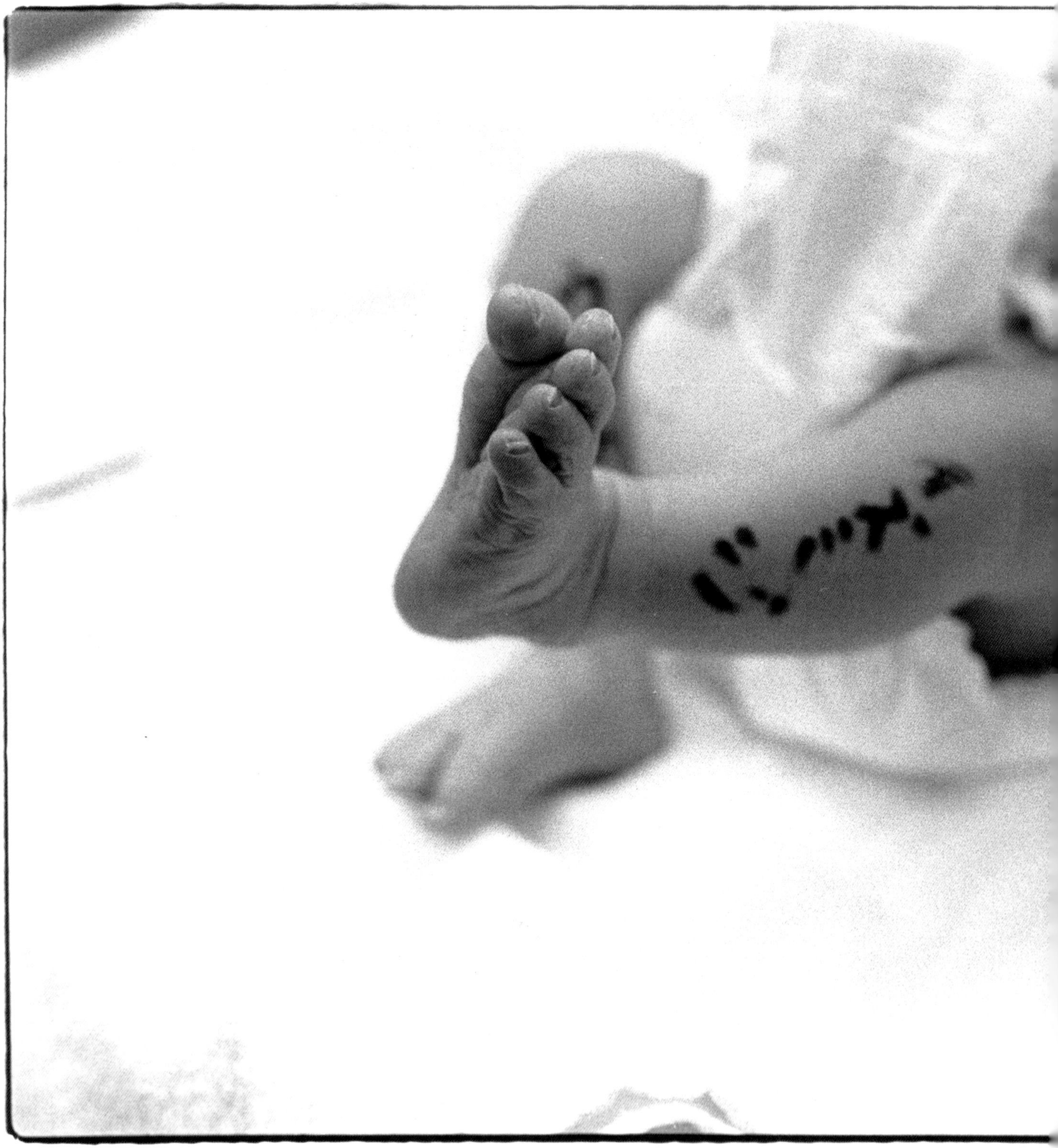

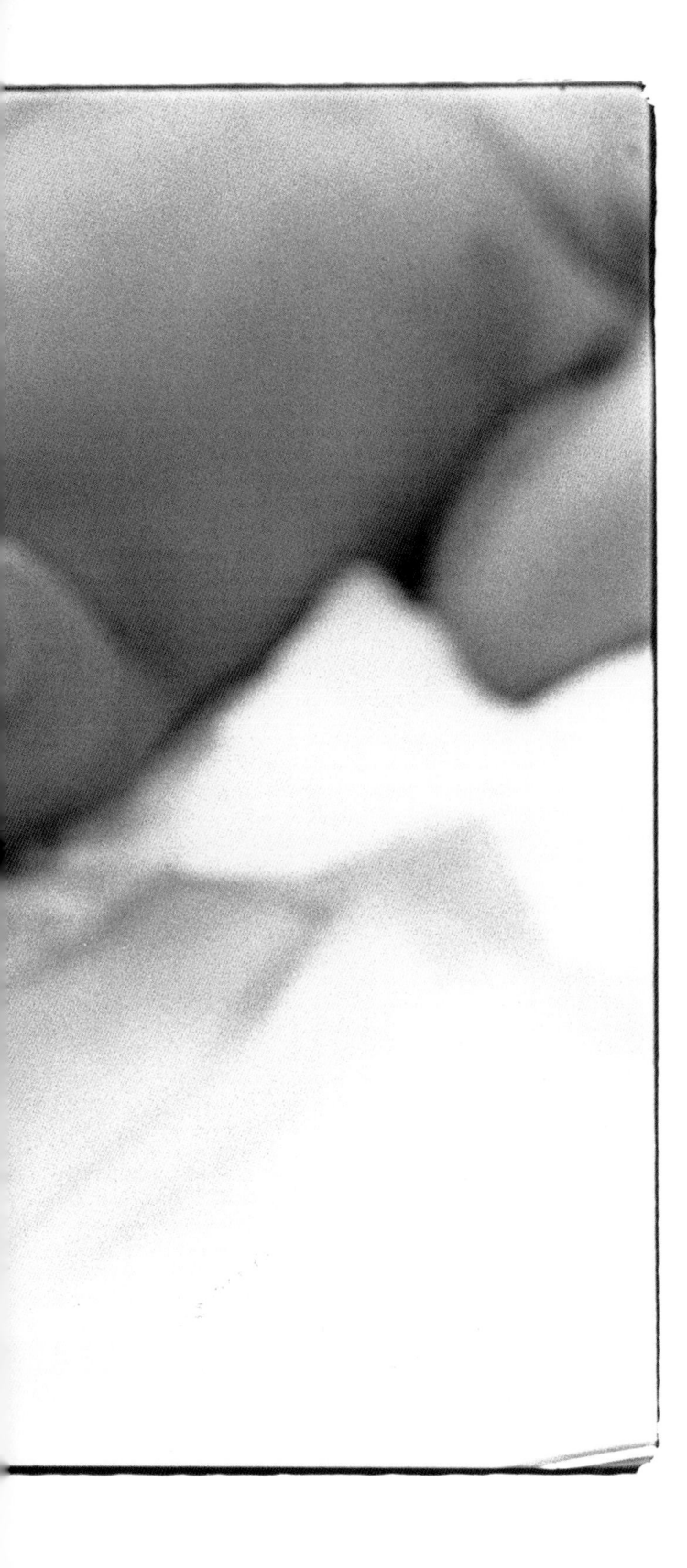

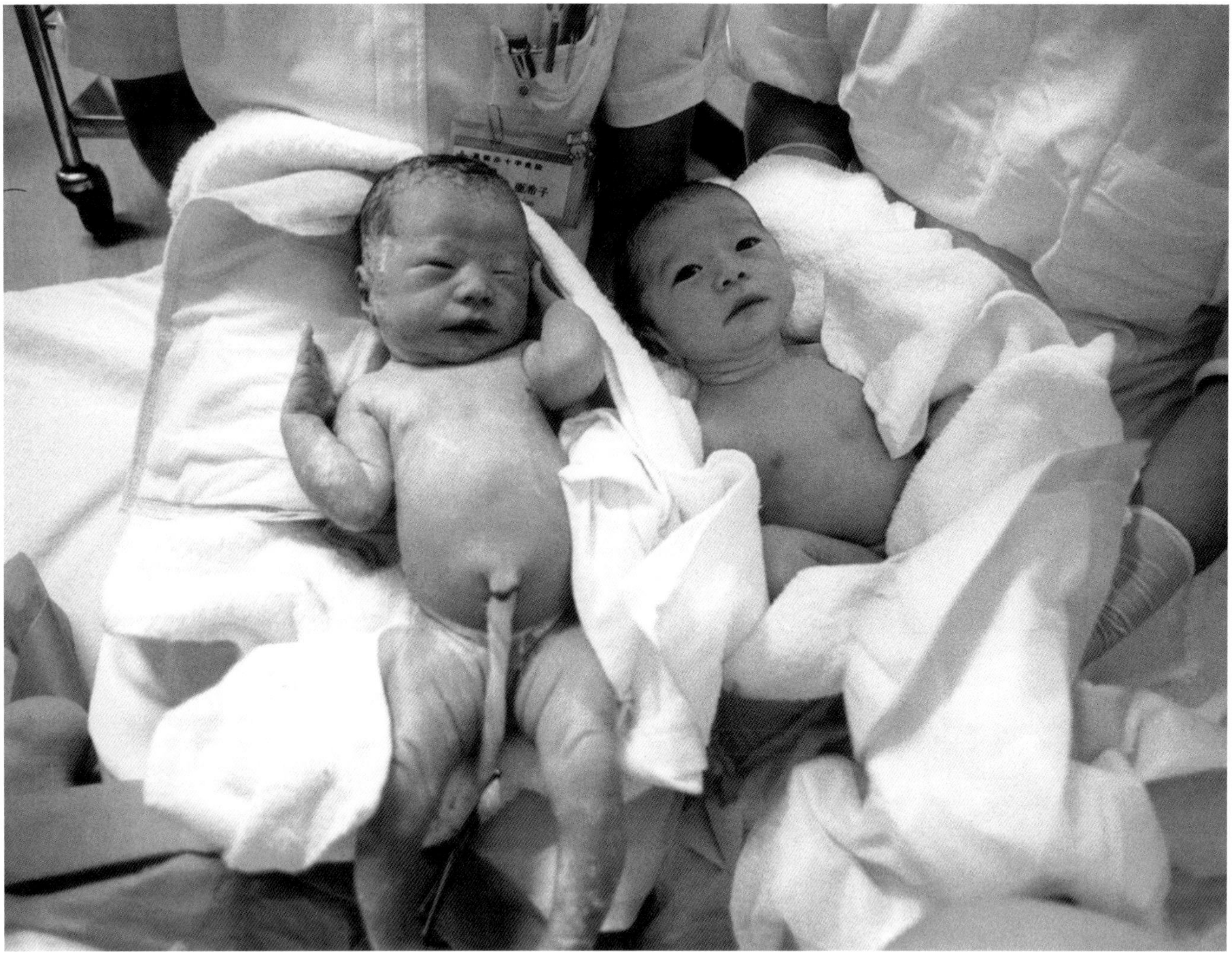

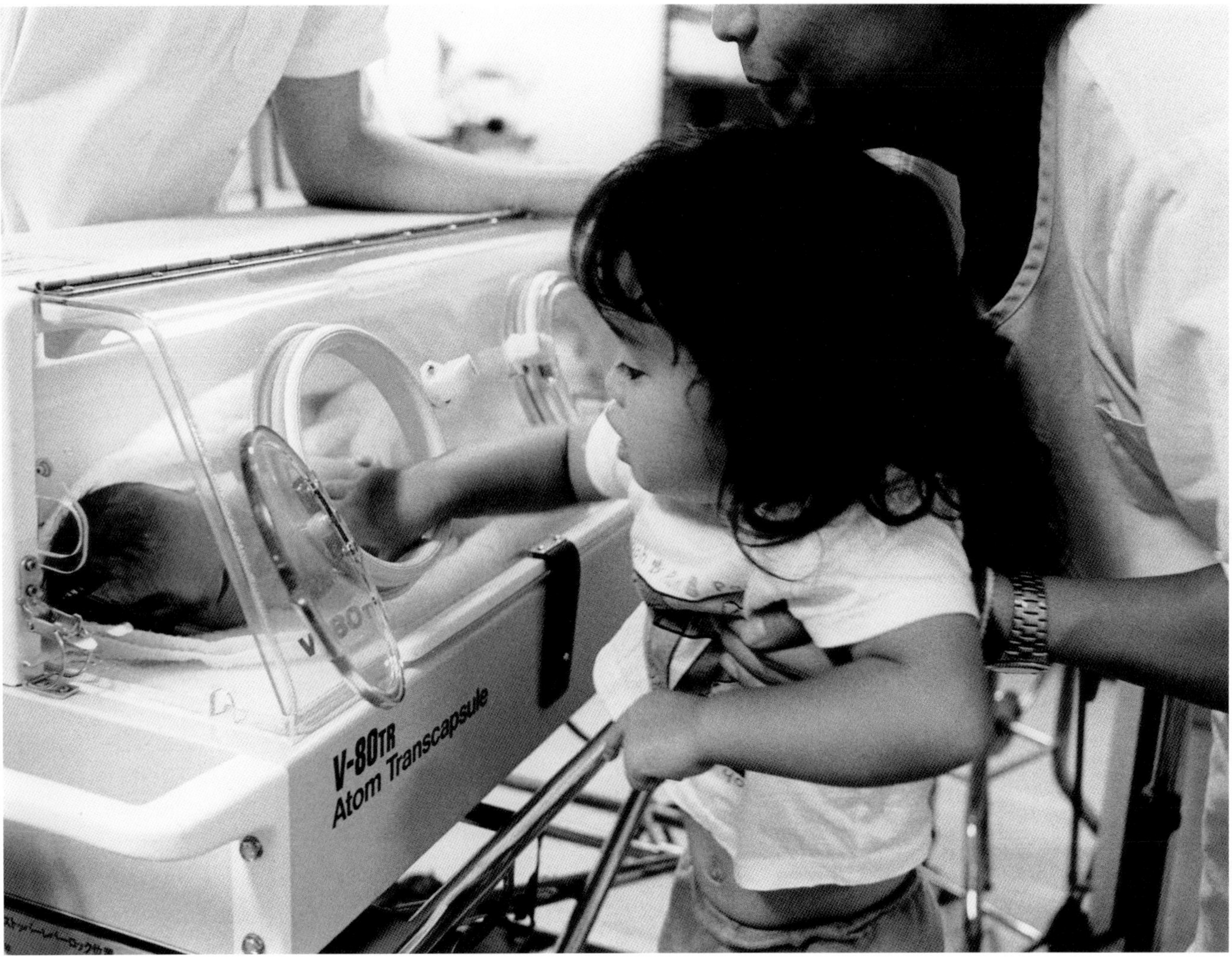
V-80TR
Atom Transcapsule

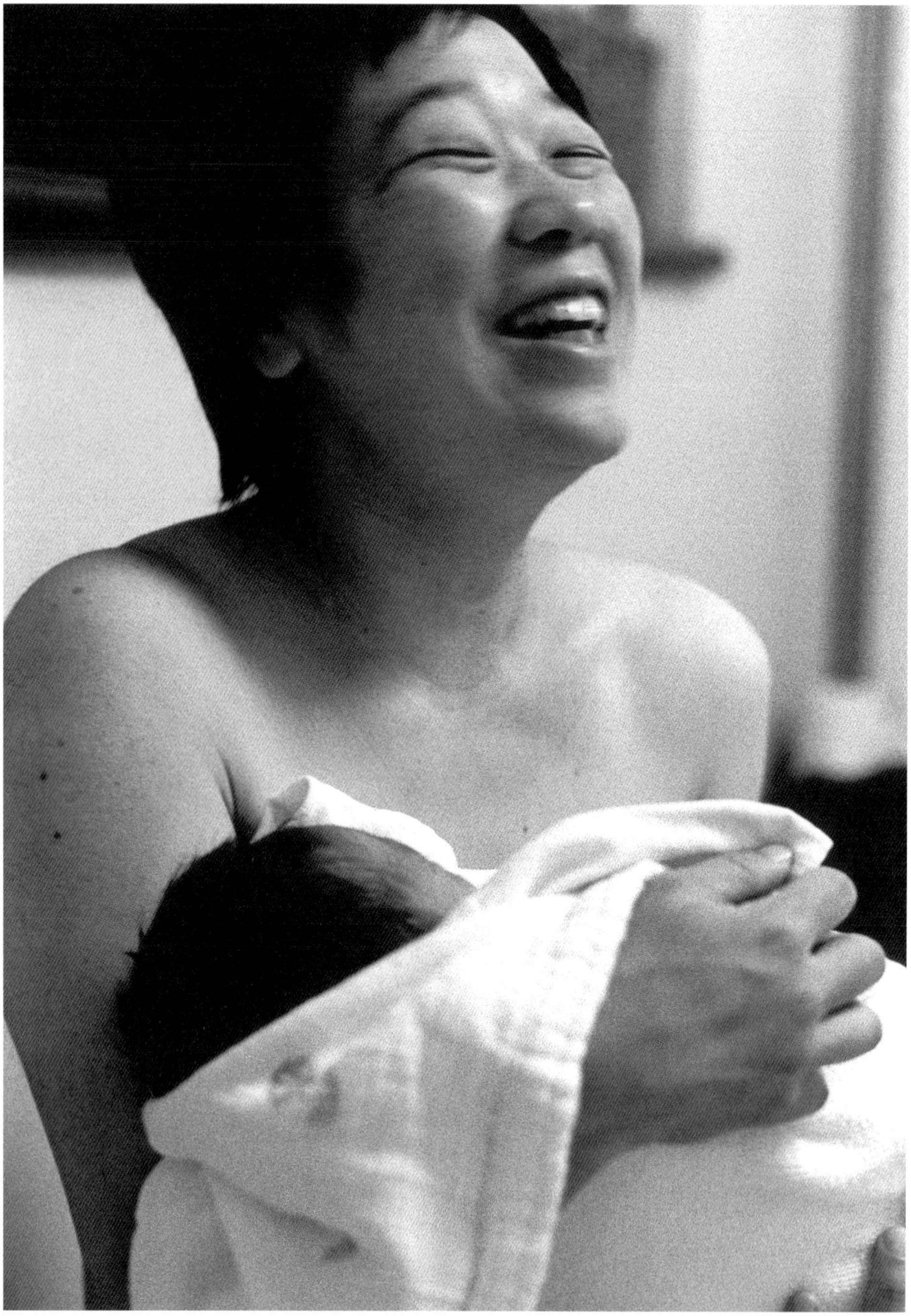

85

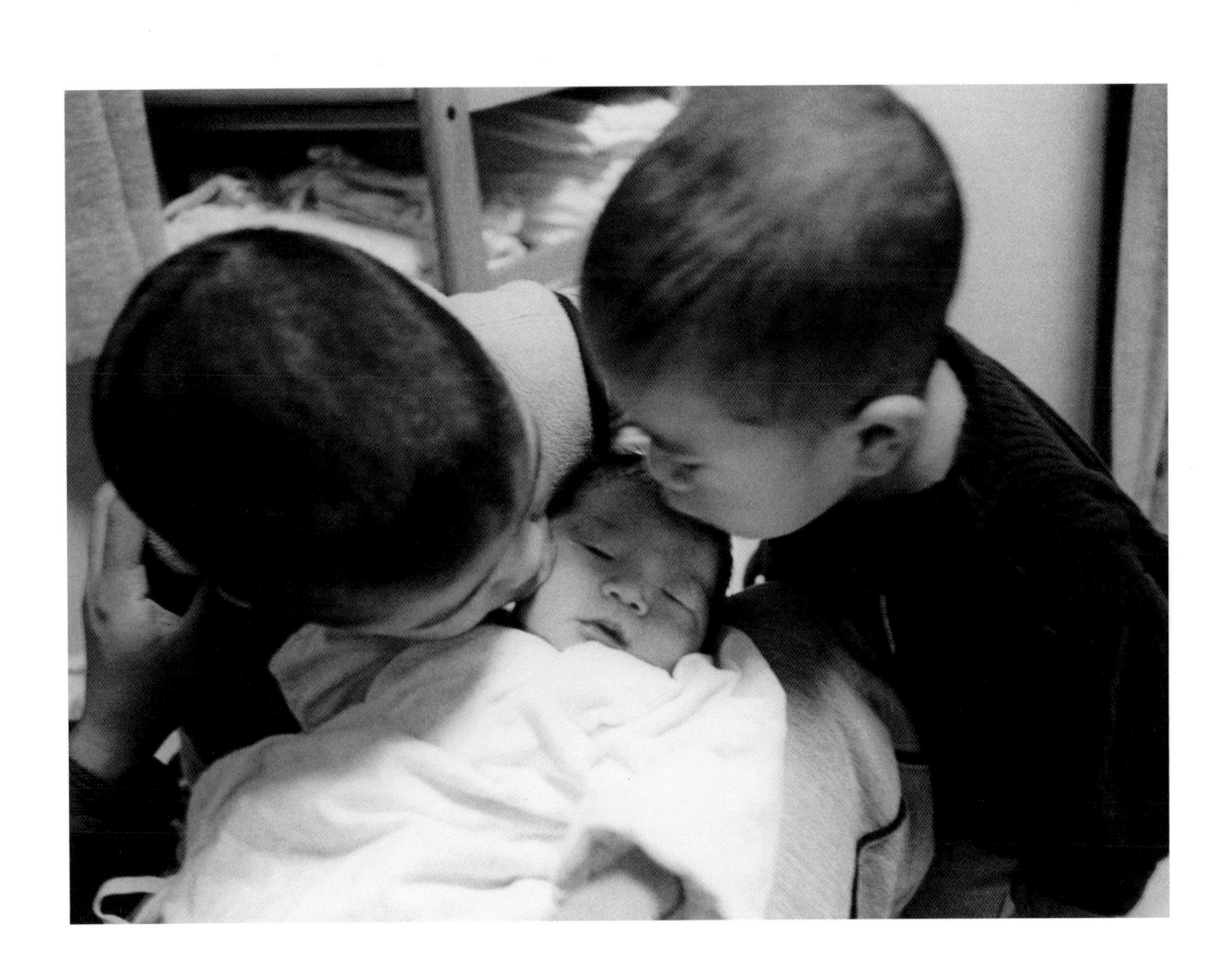

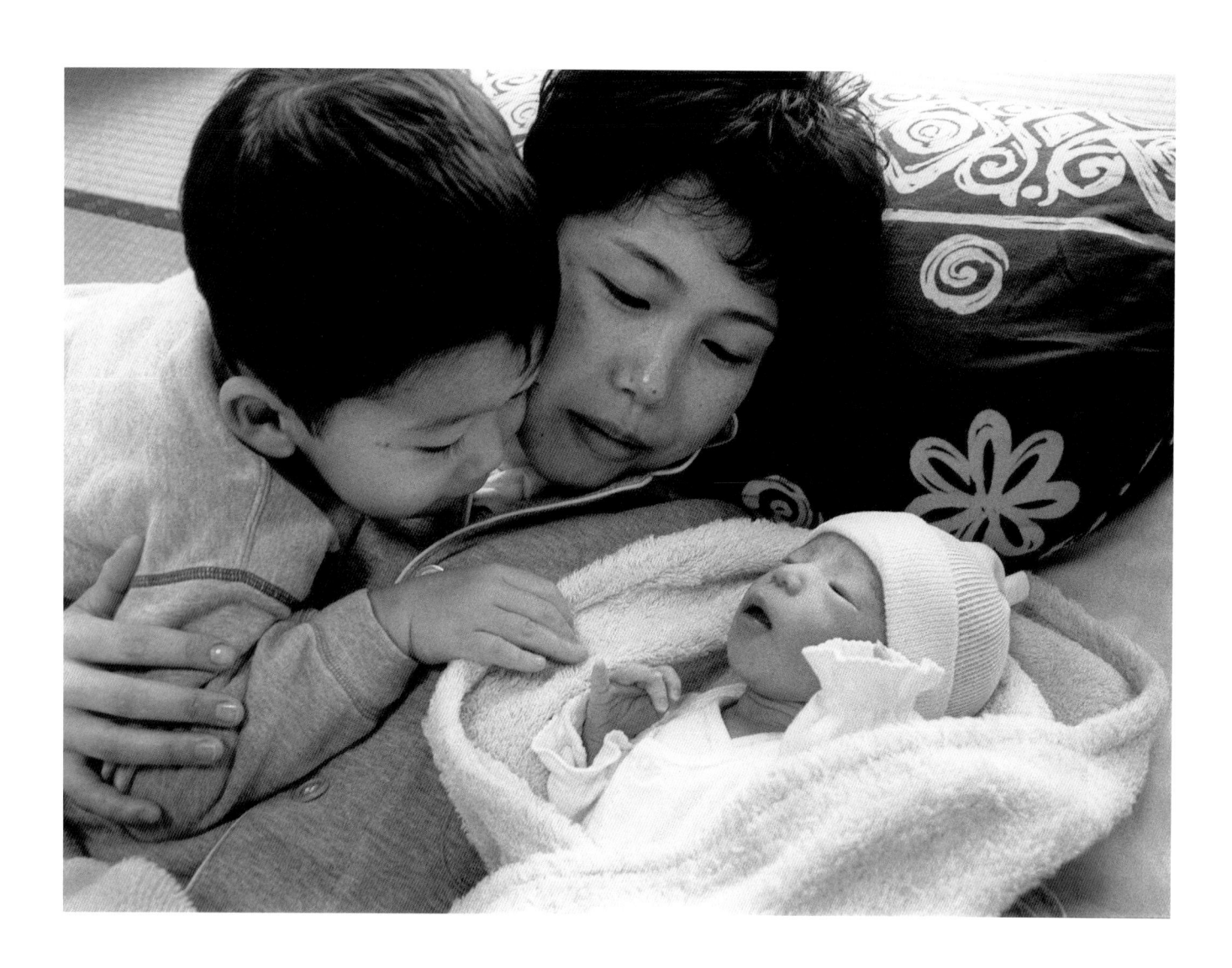

87

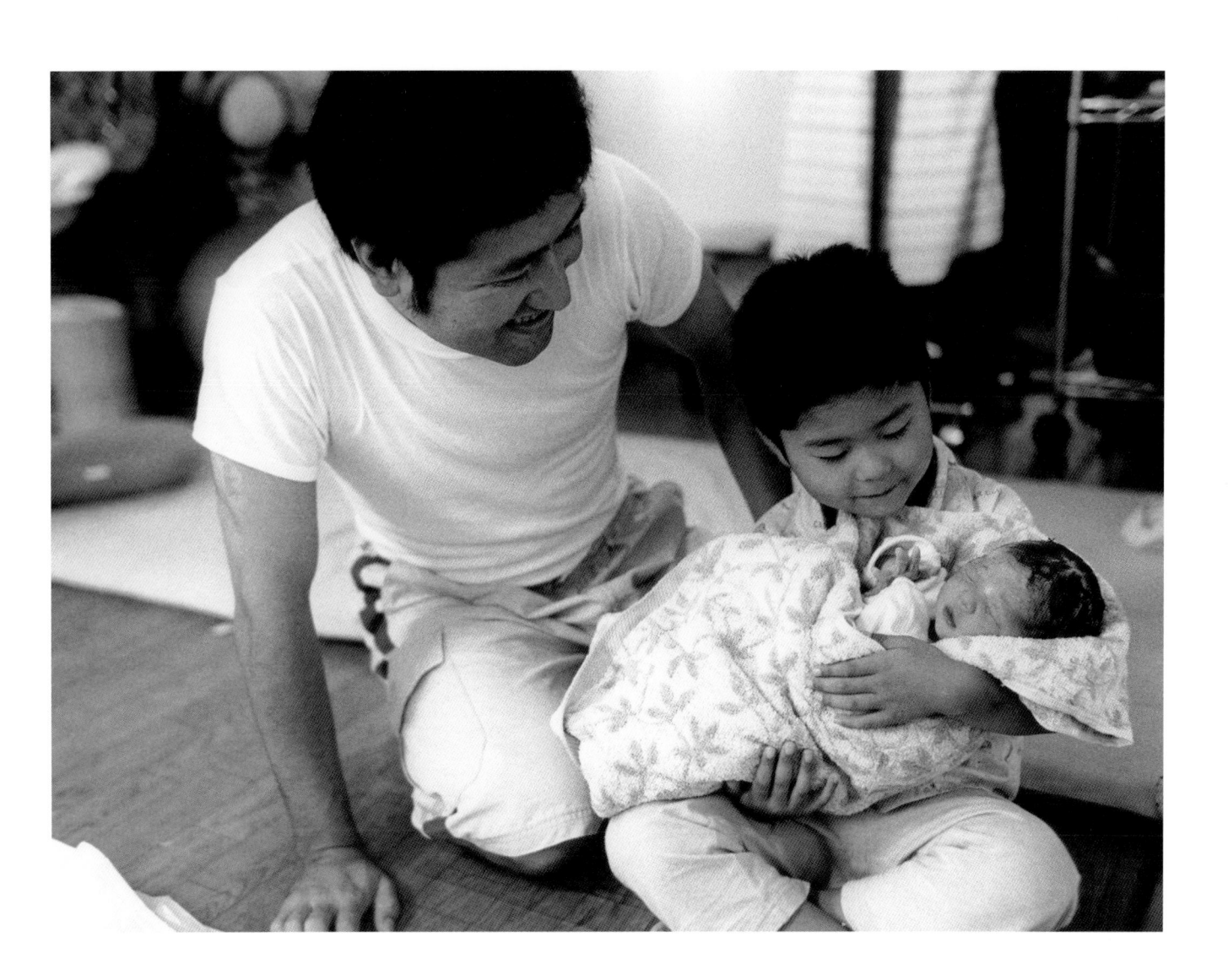

IV

いのちの響き

sound of soul

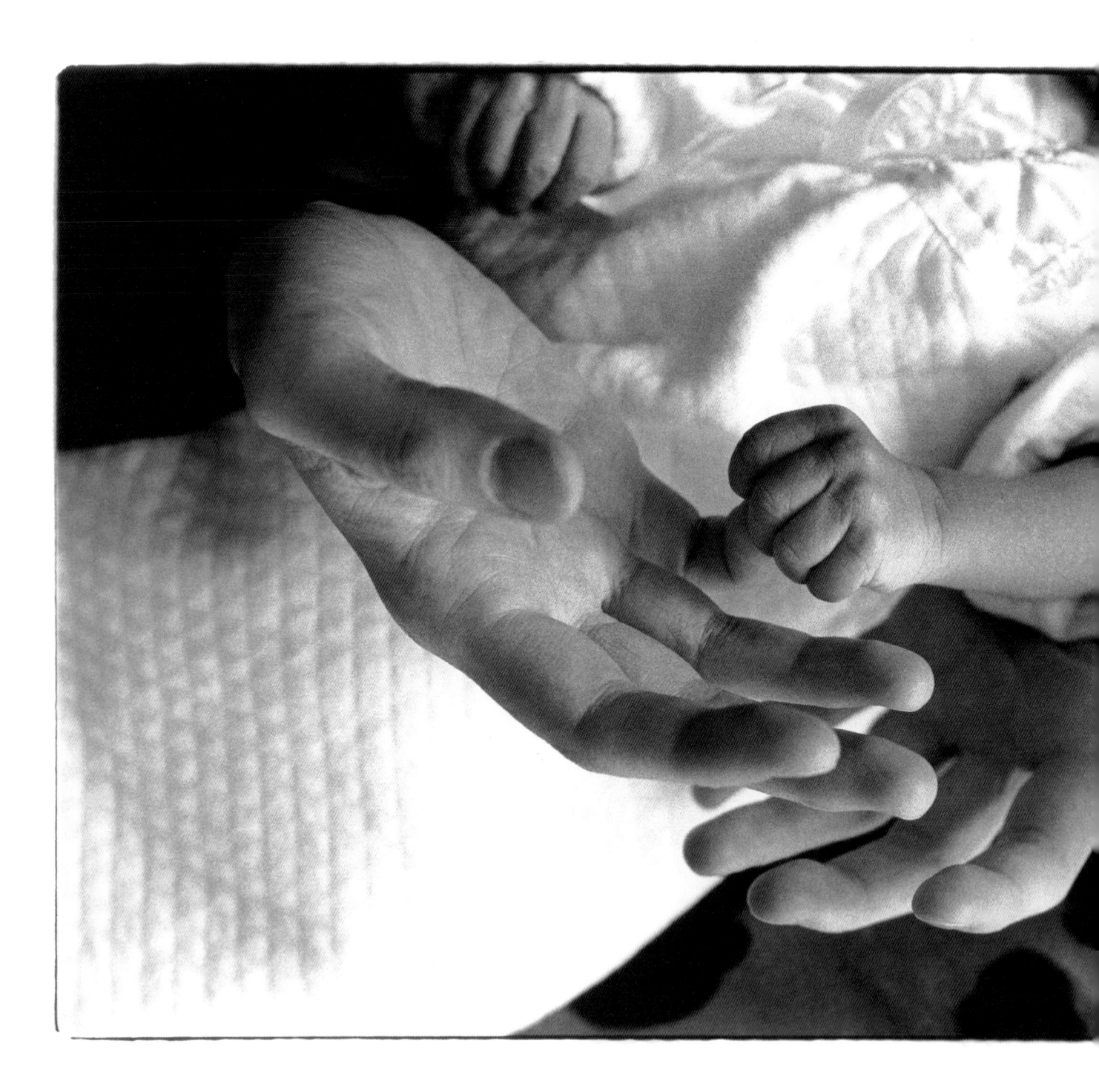

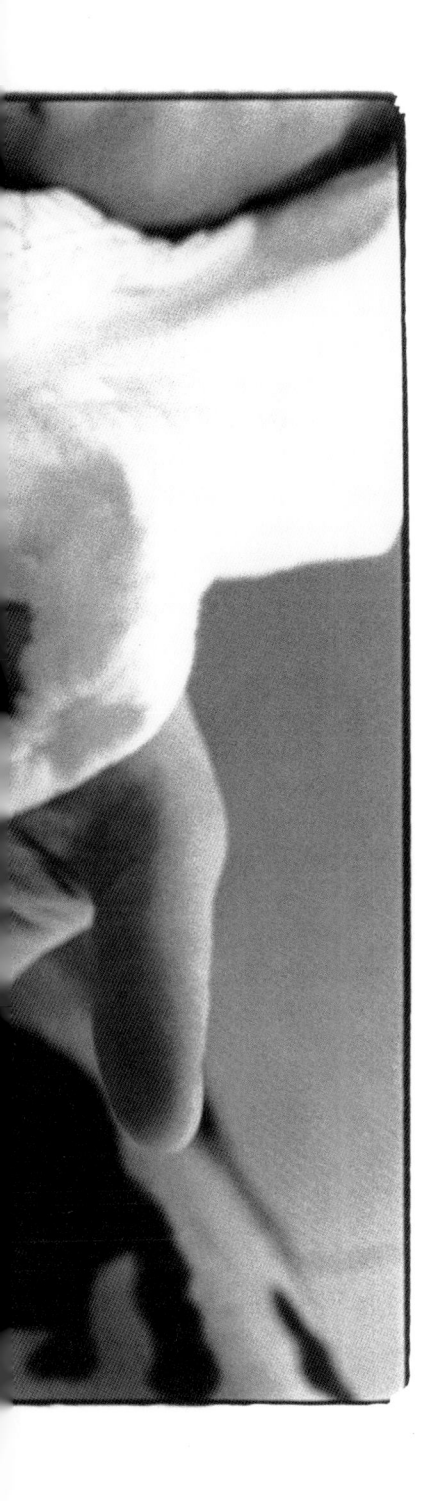

母 の 掌

小さく丸まった　握りこぶしを　母の手が　そっと包み込む

今はまだ　細いその腕も　いつの日か

たくましく　がっしりした腕に　変わるだろうか

授乳に抱っこ　おむつを替え　お風呂に入れる

掃除をし　洗濯ものをたたんでは　ご飯を作る

そんな　毎日の暮らしは　単純ではあるけれど

子は　確実に　いのちの灯を燃やし続ける

やがて　あやせば笑うようになり　いつのまにか　ハイハイをし

ひとりで立てる日が　やってくる

育児に戸惑うことがあっても　母の掌はいつも　子を支え

たくさんのことを伝えていくに　ちがいない

やがて　自分の道を歩いてゆく日まで

今は　たくさんの頬ずりと抱擁を　心のままに重ねよう

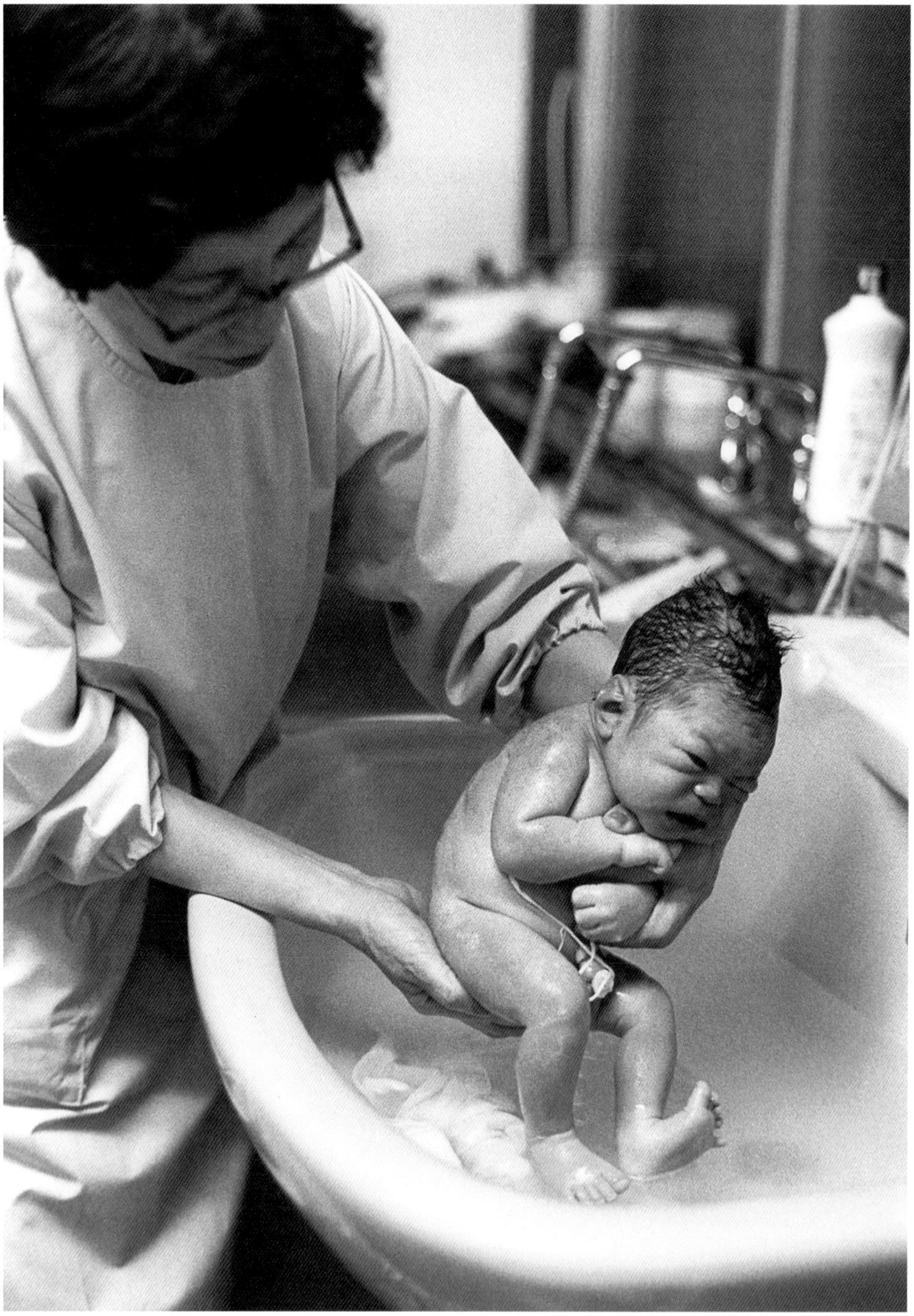

93

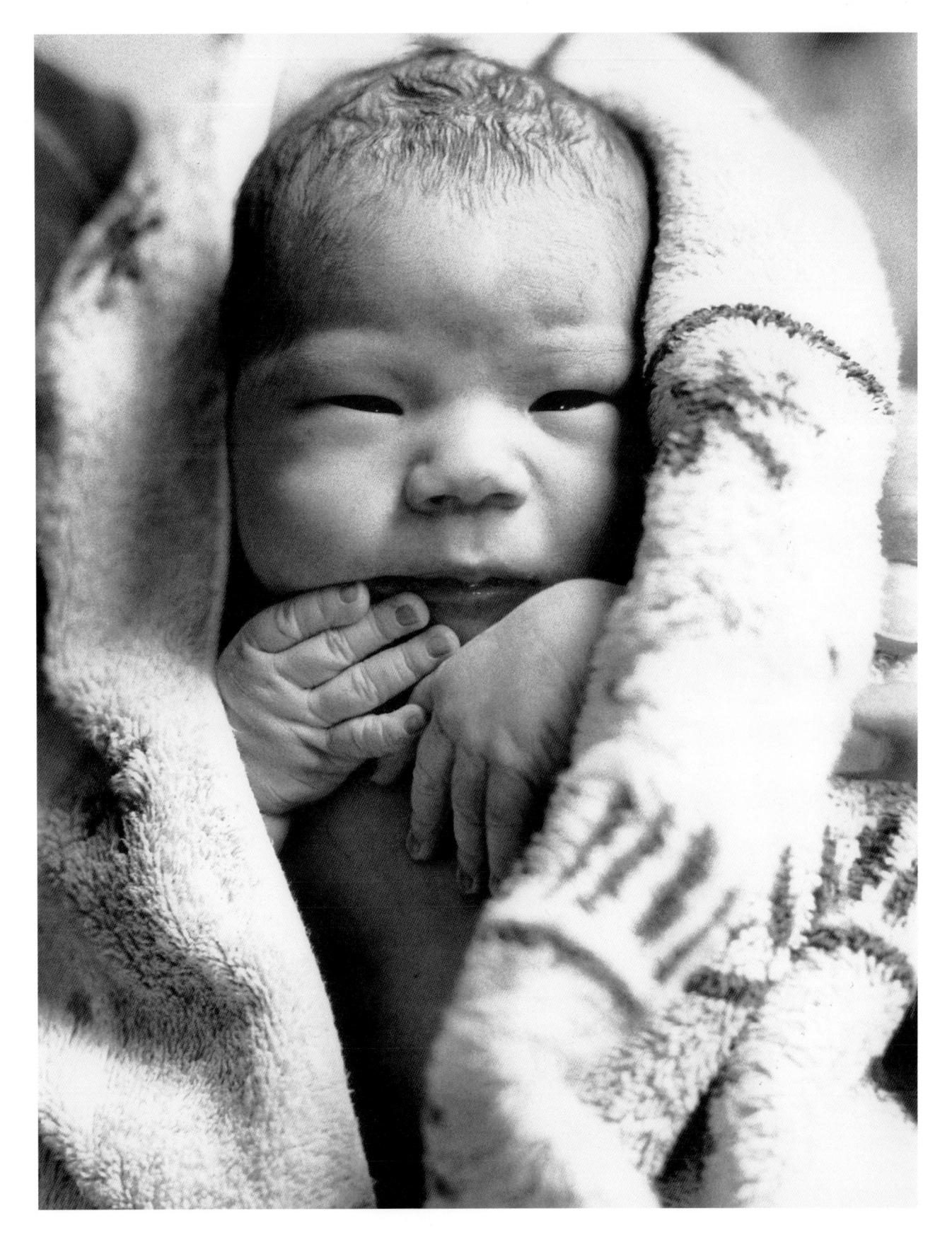

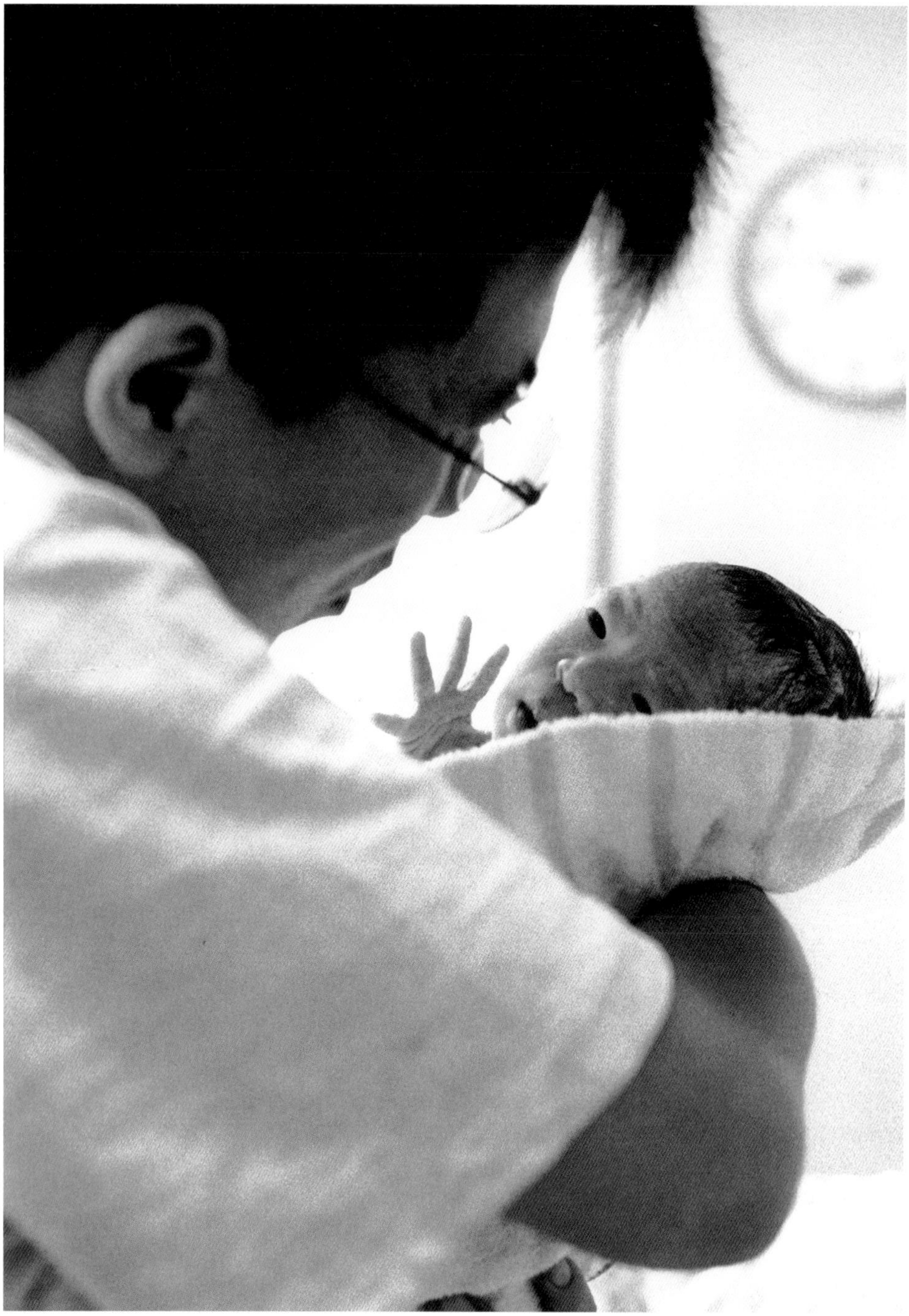

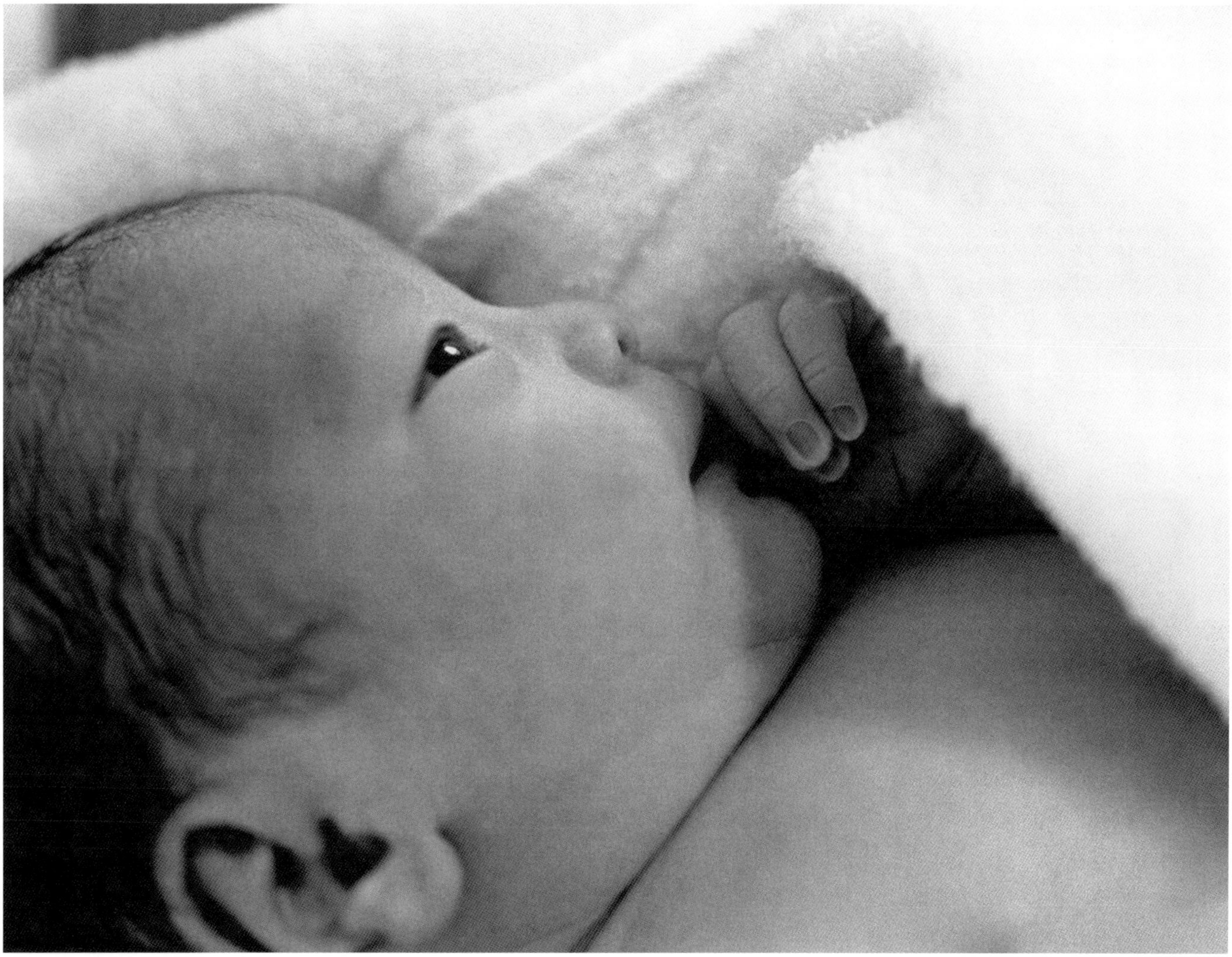

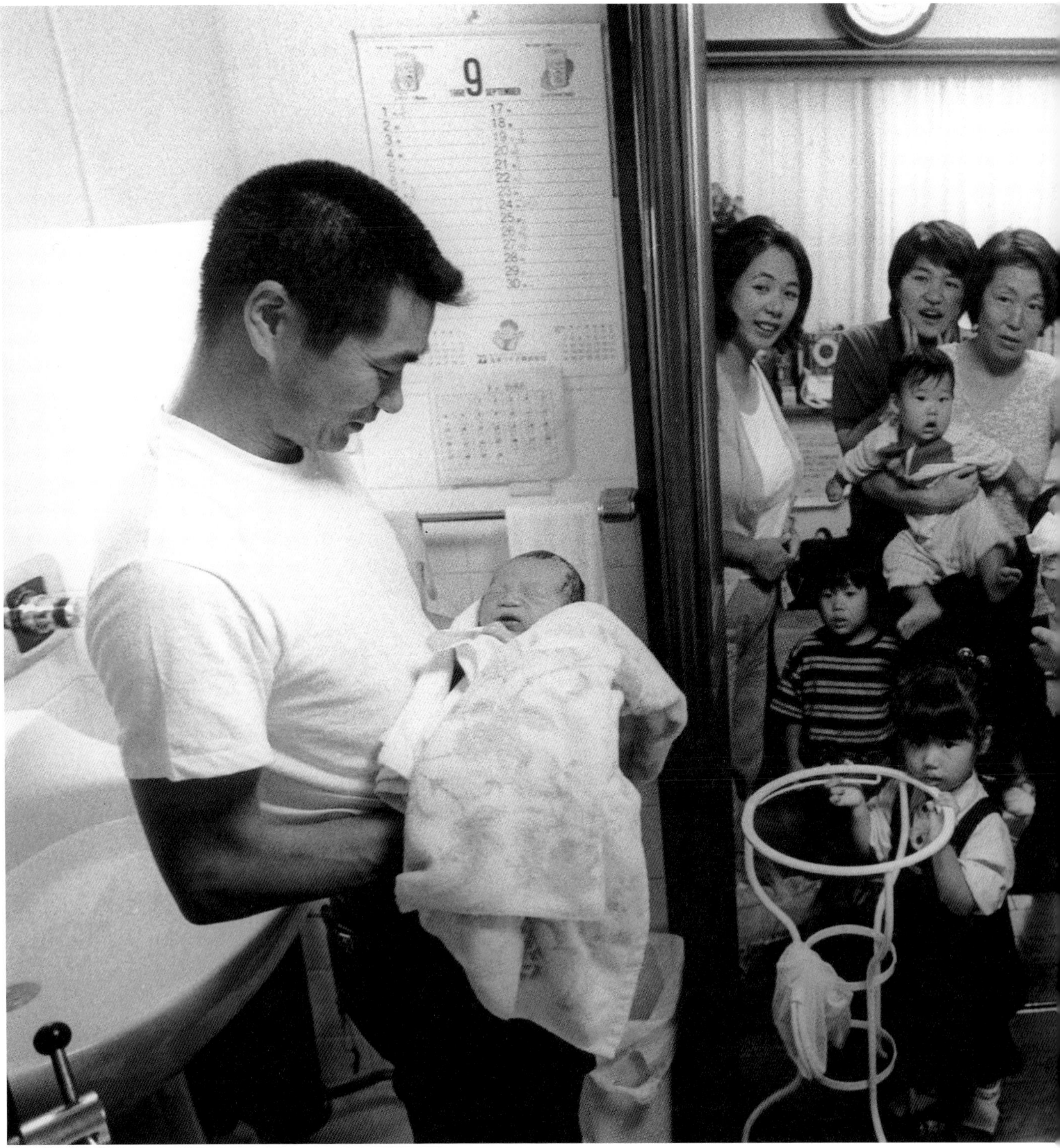

97

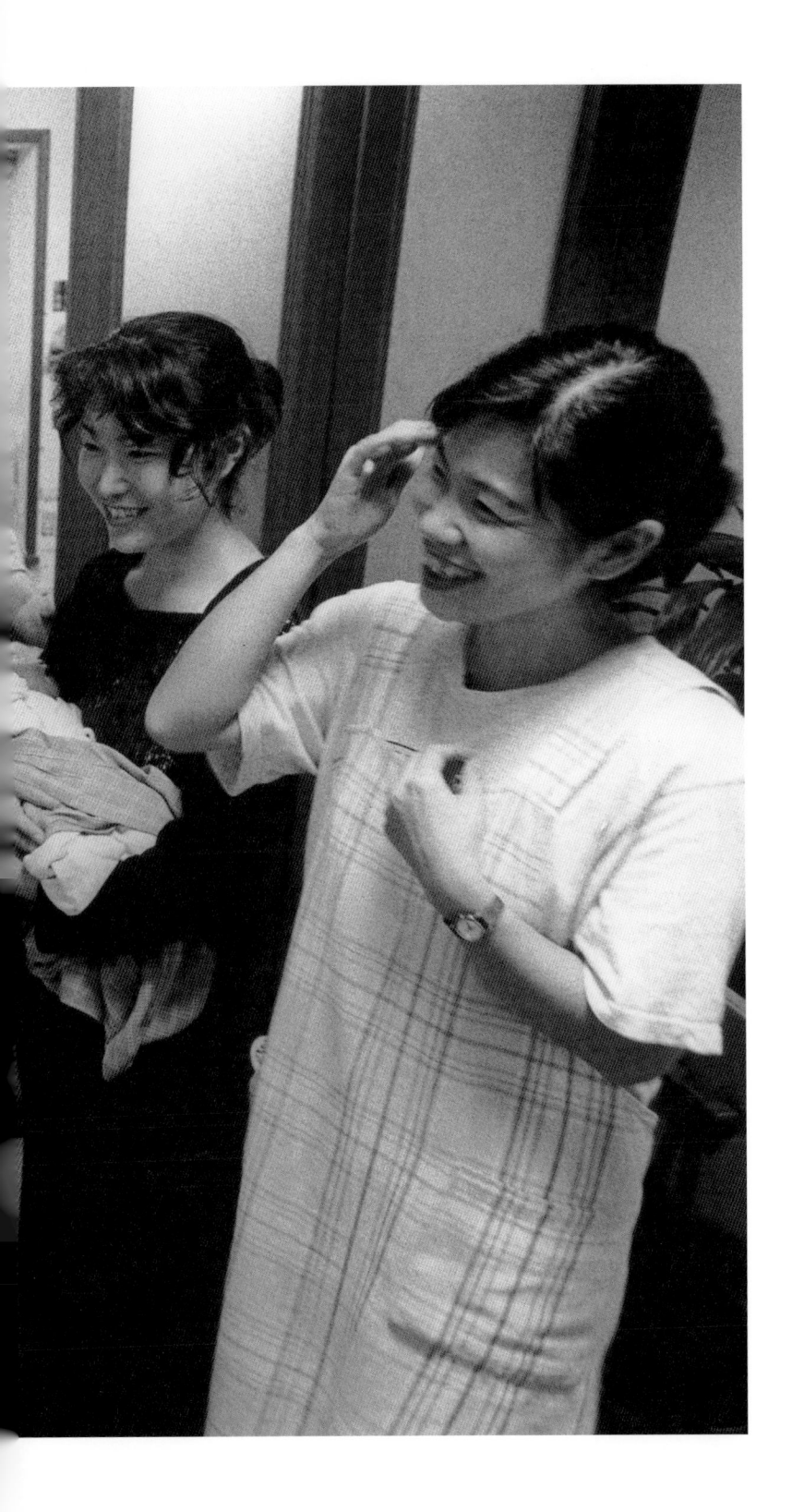

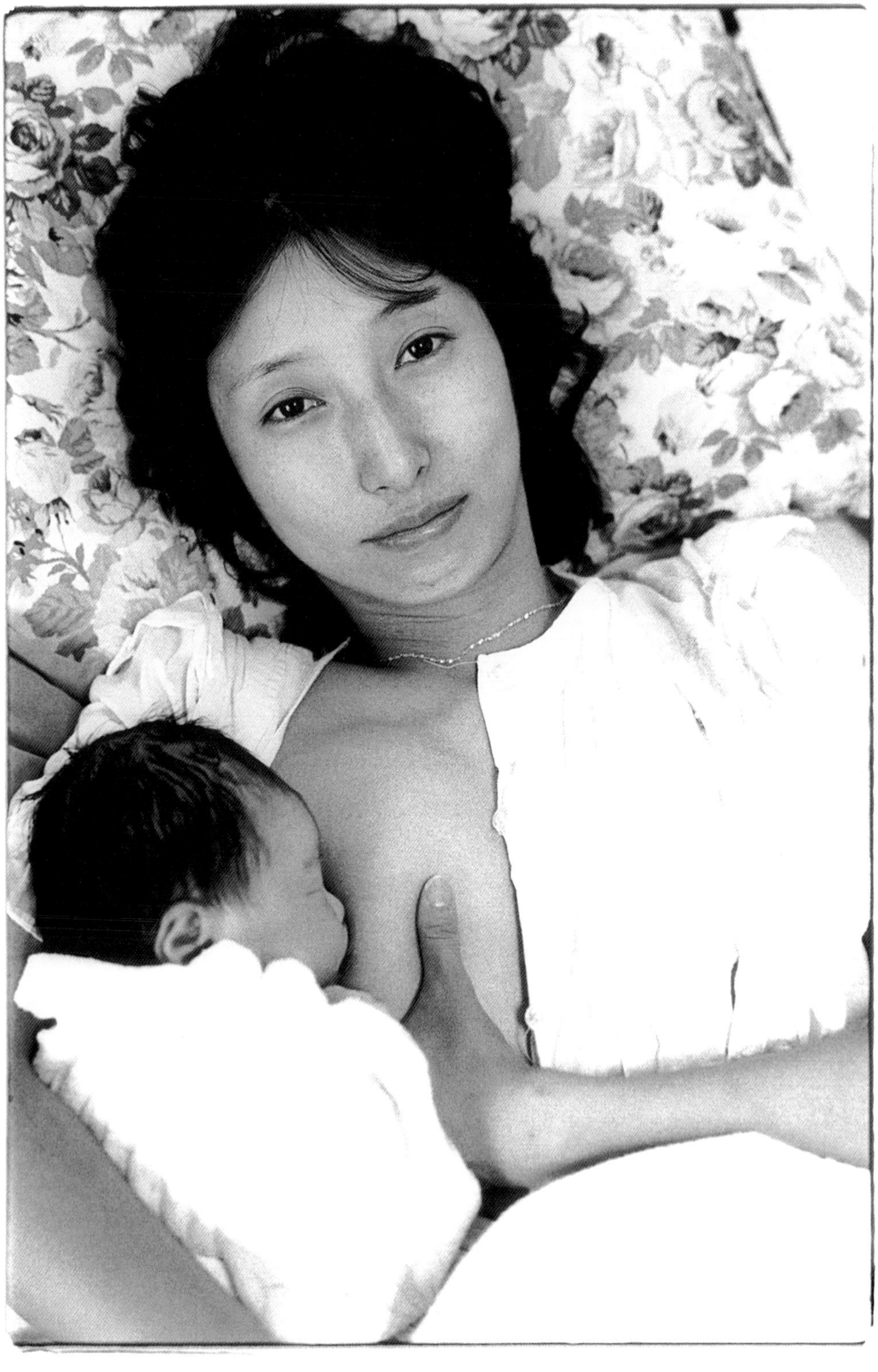

聖なる出産

いのちを産み出した女性の　静かな眼差し

柔らかな乳房を子に含ませながら　笑みを浮かべている姿は

まるで　女神のようだ

吸い込まれるような瞳の奥には　子どもを守り

育ててゆくんだという心の灯が　燃え始めている

戦争と平和　　生と死　　破壊と再生　　愛と憎しみ

喜びも悲しみも　すべてを包み込んで

女たちは太古から　子宮にいのちを宿しつづけてきた

地球に存在するあらゆるいのちが　輝けるよう

私たちに恵みを与えてくれる大地を敬おう

小さな人は　母の胸で　いのちの糧を無心に求めてやまない

出産は　土の匂いや　潮の匂いを　懐かしく思い起こさせてくれる

女たちの身体の中にある　聖なる自然よ　永遠にあれ

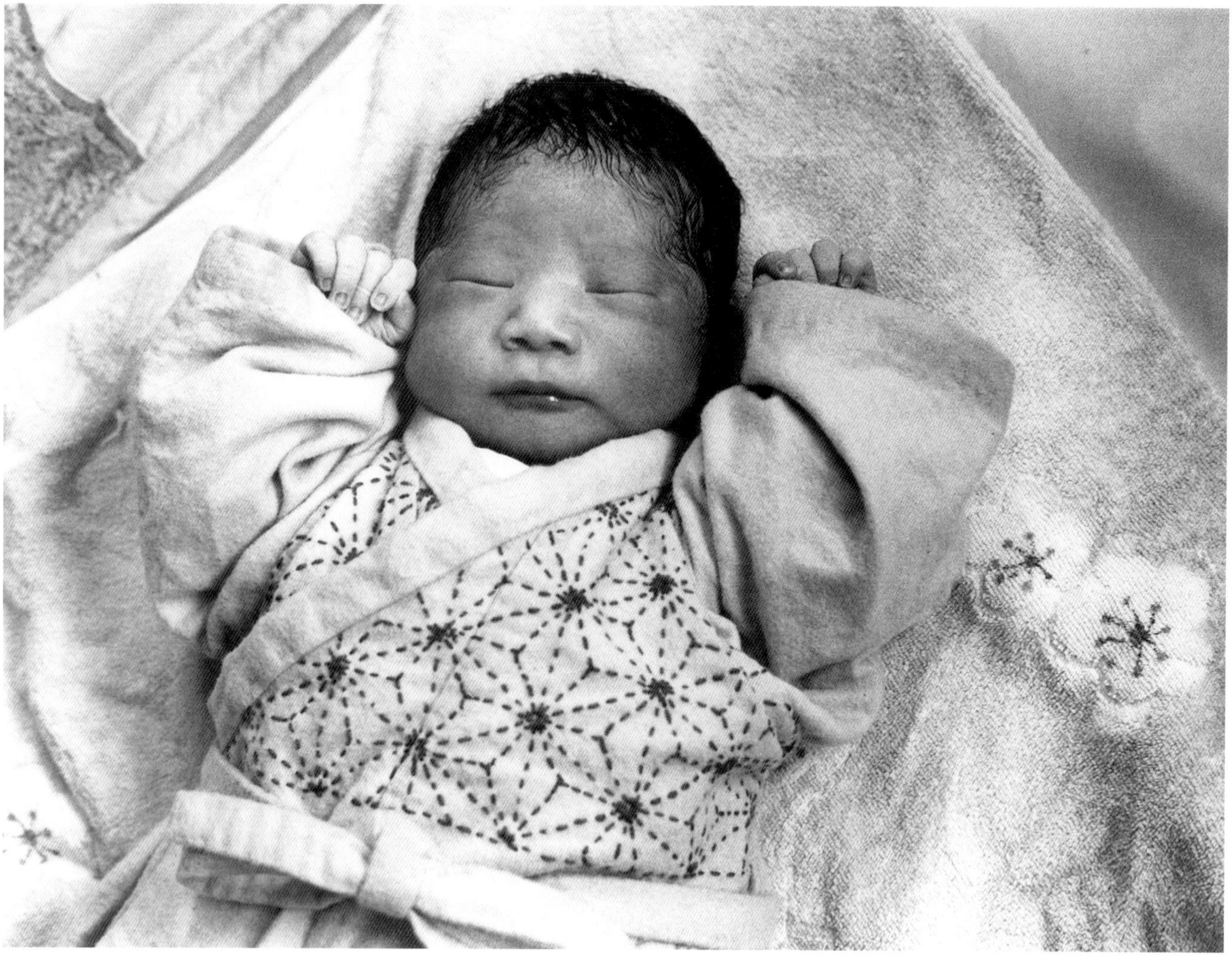

101

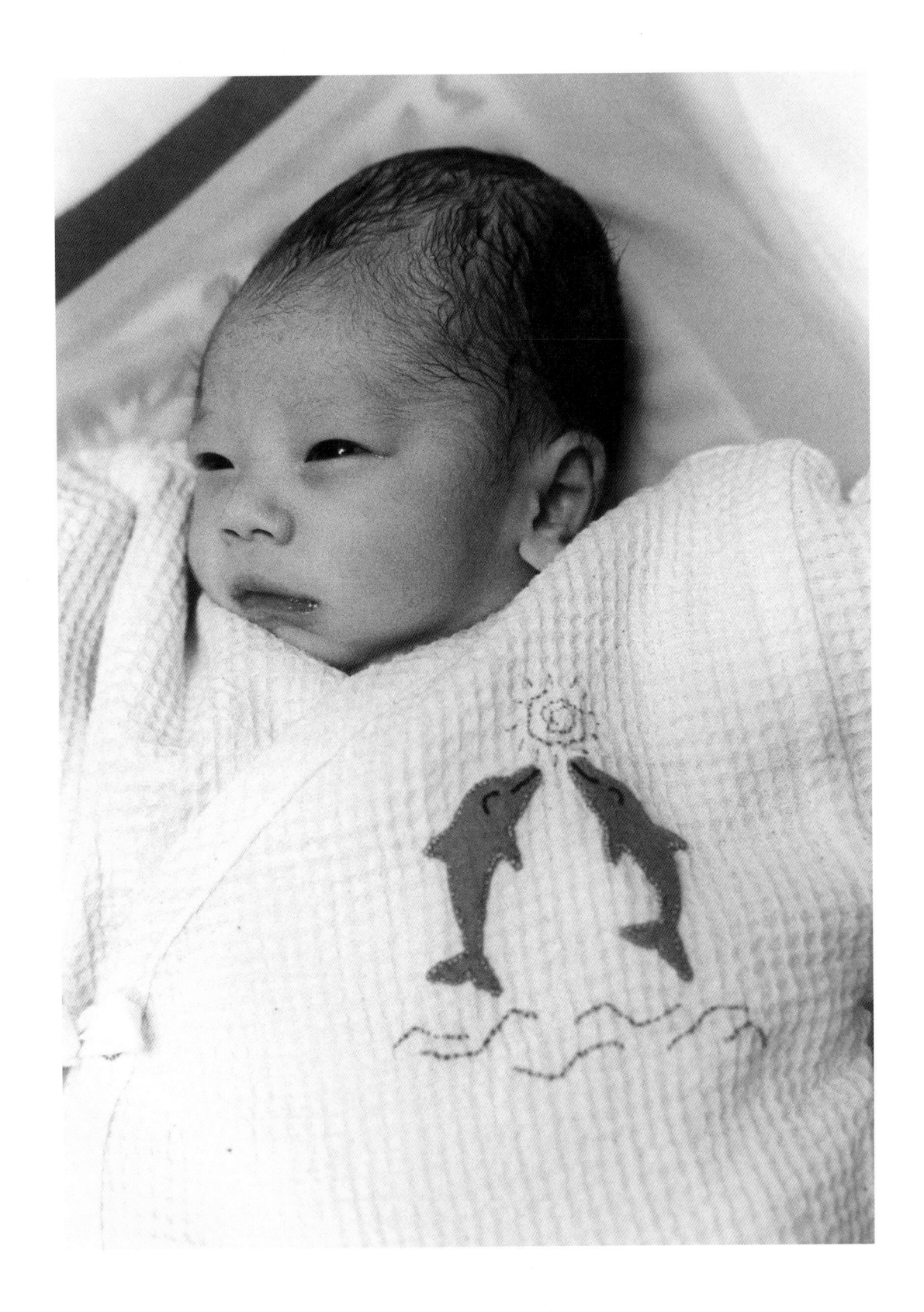

102

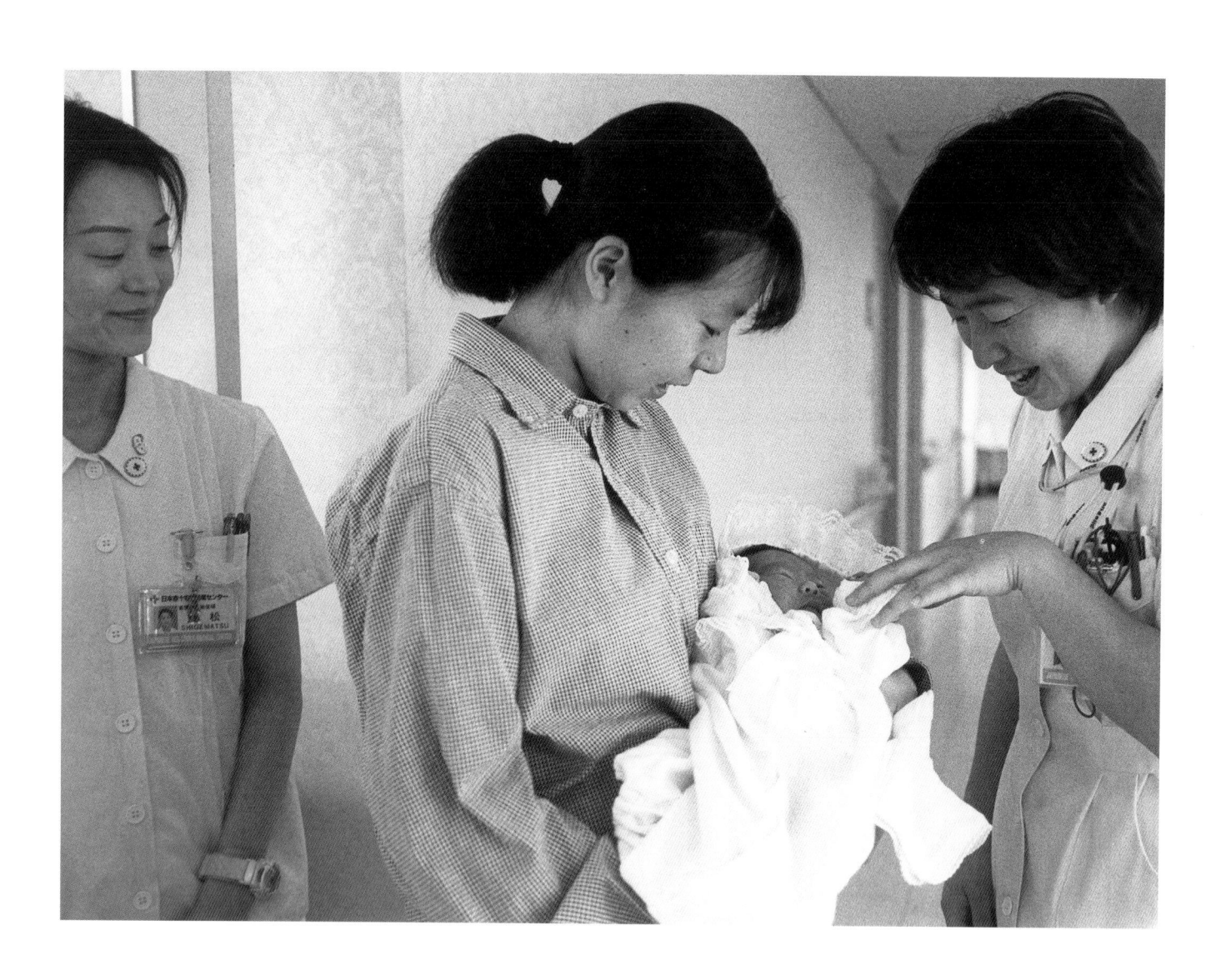

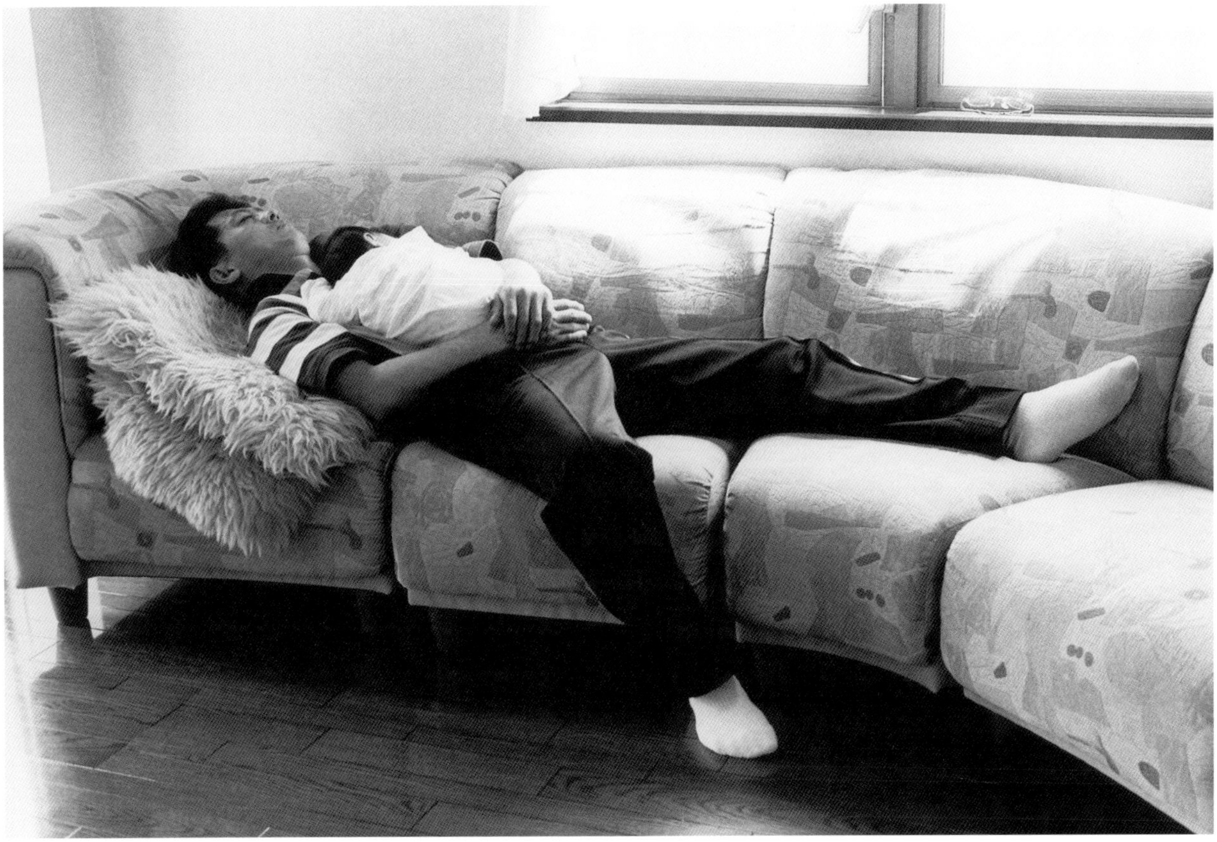

未来への扉

新しく生まれようとするいのちがある

還ってゆくいのちがある

大地に立ち　今　このいのちを祝福しよう

海や山　空や雲は　あなたに何を語るのだろう

風はなんとささやくのだろう

太陽が沈みかけて　あたりは静寂に包まれる

暗闇の中で　進むべき未来が　あなたには見えるだろうか

愛する人と手をつなぎ　未来に希望の橋をかけよう

われらの地球に　日はまた昇り　明日がやってくる

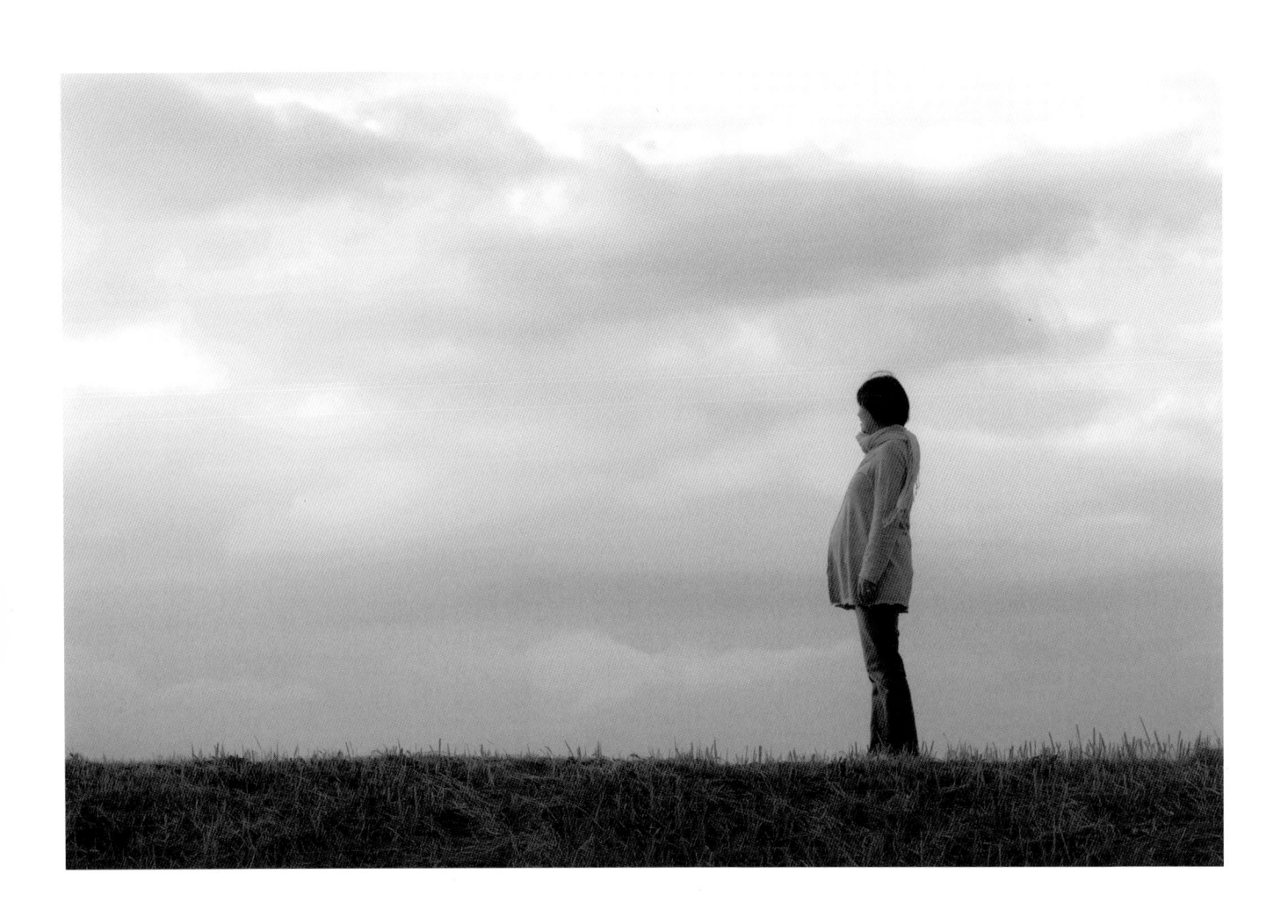

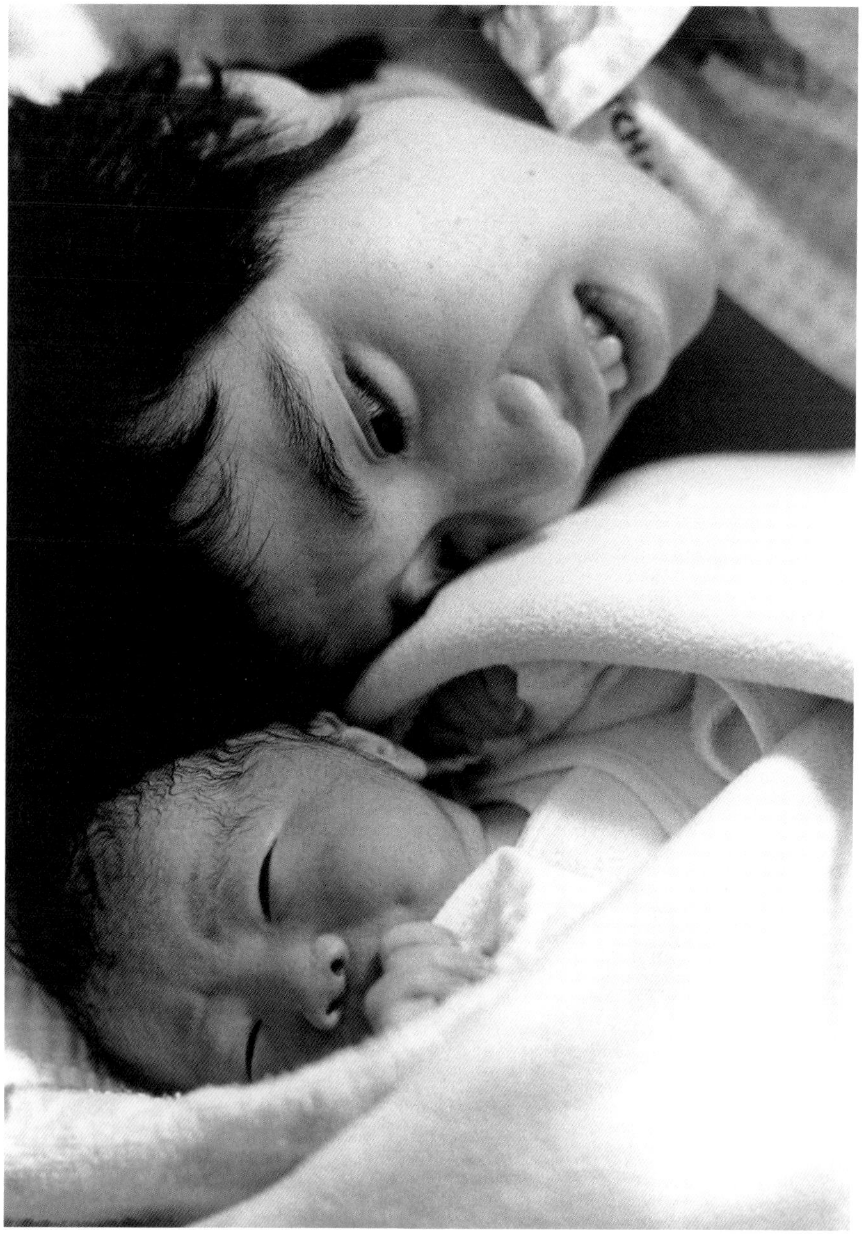

Chapter 2

お産の写真を撮りつづけて

　お産ってなんだろう，女性が安らかに子どもを産み育てるには何が大事なんだろう——撮影を重ねながらずっと思いを巡らせてきました。

　お産の主役は産む人と赤ちゃん，そしてご家族ですが，お産を助ける人たちの存在を忘れることはできません。

　私がお産と出会うきっかけを与えてくれたのは助産師さんでした。開業助産師は病院と連携し医療のバックアップをきちんと整えたうえで，正常分娩のみを受け持つことができます。妊娠期間や分娩開始後に何か異常が見つかれば，妊婦さんや赤ちゃんは速やかに嘱託医療機関に搬送されることになります。2004年に日本助産師会では助産所業務ガイドラインが制定され，より安全性が強化されました。病院ではもちろん医師と助産師，看護師などの医療スタッフが，チームで母子の安全を見守っています。

　この写真集を作るにあたって，私は自分がかかわってきたお産の数々を振り返るとともに，これまで出会ってきた助産師さんの過ごしてきた四半世紀をお聞きしたいと思いました。助産師とは，人類が誕生した遥か太古から存在し，今につながっている貴重な職業であり，これからももっと施設や地域で活躍してほしいと思うからです。そこで，今回改めて数人の助産師さんにインタビューを行いました。

◎助産婦　青柳かくいさん

　夜間の写真学校に通いながら，自分のテーマを探していた時のことです。一生つづけられる仕事を見つけたいと夢見ながらも，子どもを産むならならそろそろだろうと思い始めた年齢でした。妊娠したわけでもないのに地域の出産準備クラスに通い始め，そこで初めてお産のしくみや現状などを知ることになりました。自分の身体に対する意識が希薄だった当時は，お産にかかわる勉強がとても新鮮で，あれこれ本を読んだりさらに情報を集めては勉強会にも出かけていました。そして「助産婦」*という職業が今も存在することを知ったのです。なんて美しい響きの名称なんだろう。赤ちゃんが生まれるのを助ける職業なんて，しかも女性ならではの仕事だと思った私は，ある時，新聞の小さな記事で，東京都大田区大森に高齢の現役開業助産婦さんがいることを知りました。1980年代半ばの頃です。「この人に会ってみたい。できれば写真を撮って助産婦の仕事を記録に残したい」。そう思いたち，電話をかけて会いに行ったのです。それが故青柳かくいさんとの出会いの始まりでした。

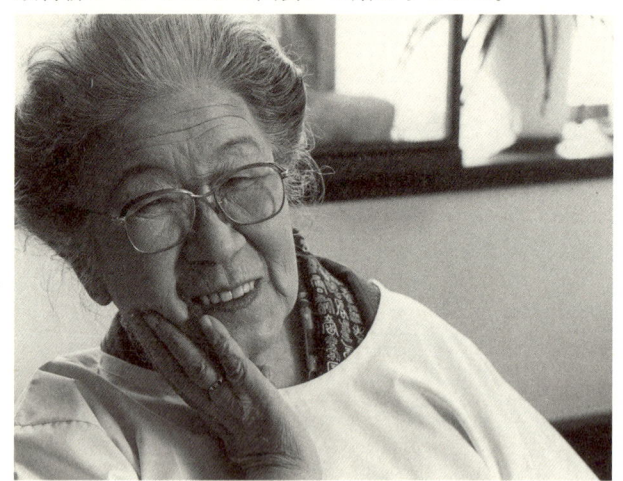

青柳かくいさん

---

*2002年に「保健婦助産婦看護婦法」が「保健師助産師看護師法」に変更された際に，助産婦は助産師と名称が改められました。

青柳助産院には3年間通いました。お嫁さんと娘さんがあとを継いでいましたが，かくいさんは毎朝の妊婦健診にも白衣姿で顔を出し，お産の時も産婦さんの汗を拭いたり手を握ったりして細やかに世話をされていました。髪を淡い紫に染め，着物姿がいつも素敵でした。明治生まれながらアイデアに富み，いいと思ったことはすぐに実行に移す行動的な女性でした。当時流行したラマーズ法をいち早く取り入れ，戌の日には朱墨で寿の字と松竹梅を書き入れた腹帯を配り，お赤飯で祝う母親学級が開かれました。「お産が始まると会陰はふわふわになって薄く伸び，赤ちゃんはちゃんと自分で生まれてくるの。女の大事なところをハサミで切る必要なんてないのです」。かくいさんの言葉を，妊婦さんや実習に来ていた助産婦学生たちはいつも真剣な眼差しで聞いていました。

　かくいさんのもとに通ううちに自分自身も妊娠し，できれば青柳助産院でお産したいと思い健診に通っていたのですが，私のお産は難産でした。陣痛が始まり3日たっても生まれず，嘱託医のもとで帝王切開となりました。医師がぎりぎりまで待ってくれたことで納得でき，母子ともに元気だったことを感謝しました。助産院で産みたくても産めないこともあるんだと自分の体験で知ることになりました。それでも可能な限り自然に産むほうがいいと思う気持ちに変わりはなく，その後撮影を再開し，1989年に初の写真展「～助産婦の道60年～お産わが人生」を開催しました。

◎アクティブバース

　お産がおもしろくなり，撮影はその後もつづけました。お産の教室で出会ったSさんが東京都杉並区のファン助産院（1984年開業）で産むというので，撮影させてもらえることになりついてゆきました。そこは住宅街にある普通の民家でした。玄関を入り階段を登ったところ

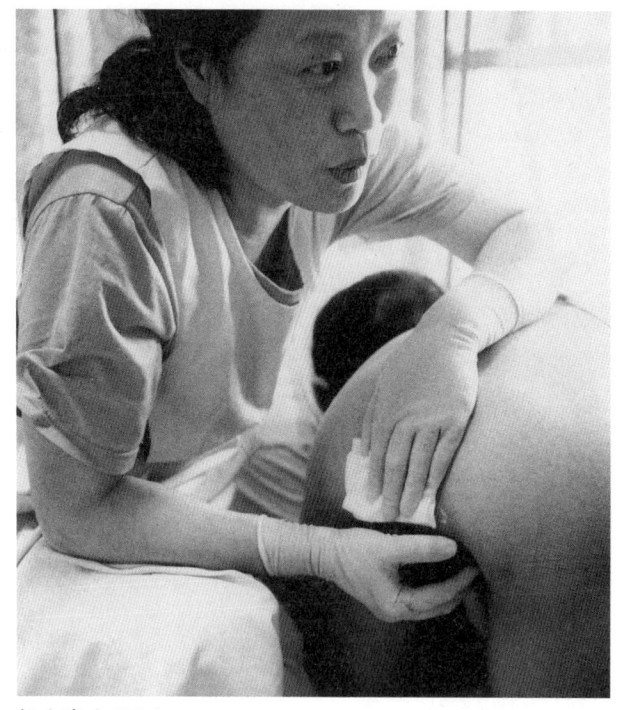

杉山富士子さん

に診察室や入院室があり，助産婦の杉山富士子さんが笑顔で迎えてくれました。お産は仰臥位で上を向いて産むものだと思っていたら，杉山さんは産む姿勢は自由に決めていいという考えで，Sさんは診察台の上で介助者の肩につかまり四つん這いの姿勢で赤ちゃんを産みました。素肌の胸に赤ん坊を抱いた姿はとても美しく神秘的でした。

　また，1987年秋から東京都国分寺市のマンションの一室を拠点に，自宅出産の介助を始めた矢島床子さんのうわさを聞き，会いにゆきました。

　矢島さんは1992年4月に助産院を建て，地域に根づ

いた助産婦活動を着実に積み重ねて，産む人たちの母親のような存在となってゆきました。矢島助産院の玄関を一歩入ると，いつも妊産婦と若い助産婦たちの賑やかな会話が聞こえてきて，奥の診察室からエプロン姿の矢島さんが笑顔で現れるのです。「ウィメンズサロン」と名付けた理由がなんとなくわかりました。「産む性である女たちを大切にしたいの」と矢島さんはいつも言いながらそれを実践していました。

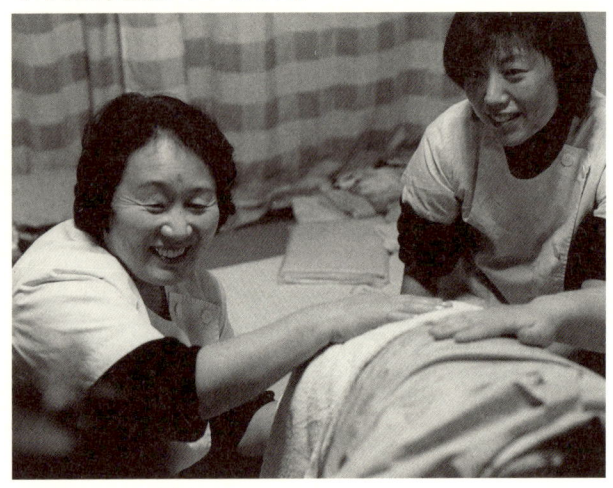

矢島床子さん（左）

◎それにしても楽しいお産だったなぁ

その頃，お産雑誌がいくつか創刊され，女性誌もお産特集を組んだりして，施設の紹介やお産の細かな情報が一般に公開されるようになりました。

都市部では女性の社会進出や晩婚化により，次第に出産年齢は上がり，さまざまな生殖補助医療が進歩し，その恩恵にあずかる人も増え始めました。と同時に，地域からは次第に産む場所が消えてゆきました。それまでお産を支えていた小規模の診療所がお産を扱わなくなっていったのです。医師の高齢化や後継者不足，産婦人科医師や小児科医師の不足が次第に社会問題化され始めていました。その頃からリスクの高い妊産婦や新生児に対応する総合周産期母子医療センターが全国に作られてゆきました。

私は，助産院の他に大きな病院やクリニックにも撮影にゆくようになり，いつの間にか妊婦さんたちに撮影を頼まれるようになりました。その依頼者の半数くらいが実は助産婦さんでした。

2人目が私のお腹に宿った頃，ファン助産院の感想文集を本にしようと声がかかりました。グループSUNと名付けた子育て真っただ中の母親たちが集まり，2年かけて自分たちが産んだ助産院の感想文集を作ったのです。タイトルは『それにしても楽しいお産だったなぁ』(1993年，学陽書房刊)。産んだ直後の母親たちがいかに詩的で感情豊かな言葉を発するか，お産で満ち足りた気持ちを味わった後，大らかに子育てにつなげてその気持ちを社会に発信してゆくかを知りました。

後に長野県の安曇野でウテキアニを開業する助産婦の高橋小百合さんもメンバーの1人でした。一緒に大きなお腹をかかえ，都心の出版社まで編集会議に通いました。1992年8月に私は2人目を出産しました。その2週間後には高橋さんも自宅で出産を迎え，私は生まれたばかりの赤ん坊を連れて撮影にゆきました。その時の写真と1986年から1993年までのファン助産院と矢島助産院のお産ドキュメントを写真集『SIGN OF LIFE 胎動』(1994年，ショパン刊，現在は絶版)に収録しました。

◎「いいお産の日」

1993年秋に『REBORN（リボーン）』というミニコミ誌が創刊され，ネットワークの輪が全国的に広まりました。「適切な産科技術に関するWHOの勧告」(1985年)の翻訳や

紹介も行われました。1994年11月3日に第1回「いいお産の日」が『REBORN』主催で開催されました。英国から出産準備教育家であるシーラ・キッツィンガー女史が来日し、639名の参加がありました。私は記録写真担当で会場内を走り回っていました。たくさんの自主グループが集まり、当日の熱気はすごいものでした。翌年の第2回「いいお産の日」イベントには疑似分娩室の企画が大人気で参加者は1,400名を数えました。

医師や助産婦などの産科医療者と、産む側の女性が同じ場で発言し合うという試みはそれまでなかったのではないでしょうか。その後、「いいお産の日」イベントは各団体、地域が主催し、形を変えつつ日本各地で毎年開催されています。(『REBORN』webサイト参照)

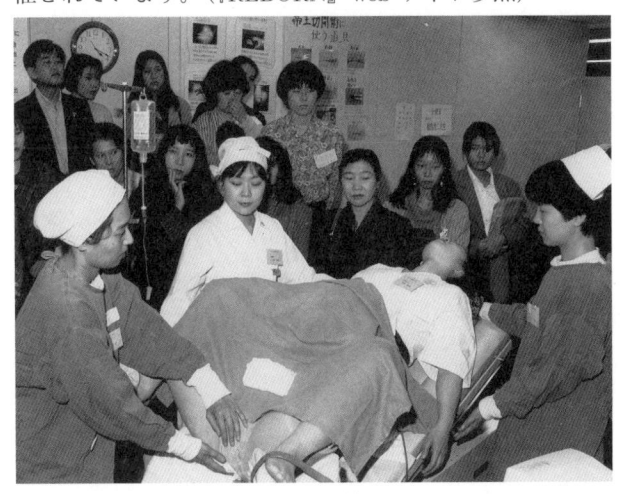

いいお産の日で披露された疑似分娩

◎ JIMONの発足

母親たちだけでなく、助産婦たちも自分たちのアイデンティティを求め、ネットワークを広める動きが始まっていました。日本赤十字社医療センター(東京都渋谷区)に勤める中根直子さんは、1993年11月に仲間と助産婦ネットワーク「JIMON (Japan Independent Midwife's Organized Network)」を立ち上げました。「助産婦の職能的な活動をやりたくなったんです。女性とともにいるには女性学やDV、摂食障害など女性の身体や心の問題などいろいろ知っておきたいことがありましたし、助産婦って何？ という素朴な疑問も感じていましたから」。中根さんらは助産婦をみんなに知ってもらうことが必要と考え、渋谷の街をパレードすることを考えました。「SAMBA de 助産婦」と名付け、楽器を鳴らしながら助産婦の仕事をアピールするパレードは11年つづきました。

中根さんは実は、私の第2子を取り上げてくれた人でもあります。日赤に7年勤務した後、ファン助産院で3年半修行し、再び日赤に戻るという経歴を持ちます。現在は分娩室師長として管理職の役割を担い若手教育に奮闘しています。

「病院では妊婦さんの生活が想像できないまま、『はじめまして』とお産についていました。助産院では朝ご飯

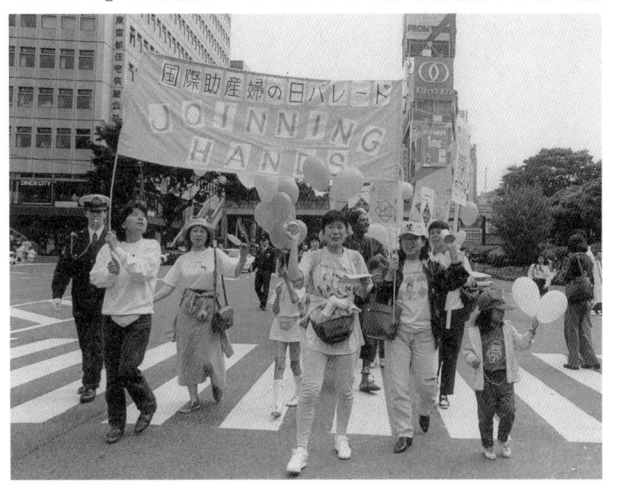

記念すべき1回目のSAMBAパレード (1995年)

を作り，掃除，洗濯，妊婦健診，そしてお産という具合に日常の暮らしの中で臨機応変に動く働き方でした。なにより，陣痛がおもしろくなった。痛みはどうすることもできないものと思っていたけど，そうじゃない。産婦は寝たままではなく動いてみればいいし，エンドルフィンが出て辛い時ばかりじゃなく気持ちいい瞬間や発散体験ができることもわかった。とても濃密な時間を過ごせたと思います」。

助産院で研鑽を積んだ中根さんはこれから自分に何ができるか，もっとやらなきゃいけないことがあるんじゃないかと，病院に戻る決意をしました。

「日赤に戻った時はまわりの目に緊張もしたし，なじむまでにはどうしたらいいか悩みました。まずはもう一度染まり直し，お決まりどおりの仰臥位のお産をやりました。2か月くらいたった夜勤の日に，たまたま仰向けになれない人がいて準備室で四つん這いで過ごしていたのです。当直医にはどうしても仰臥位になれない人がいると言って，そのまま分娩台の上でも四つん這いの姿勢

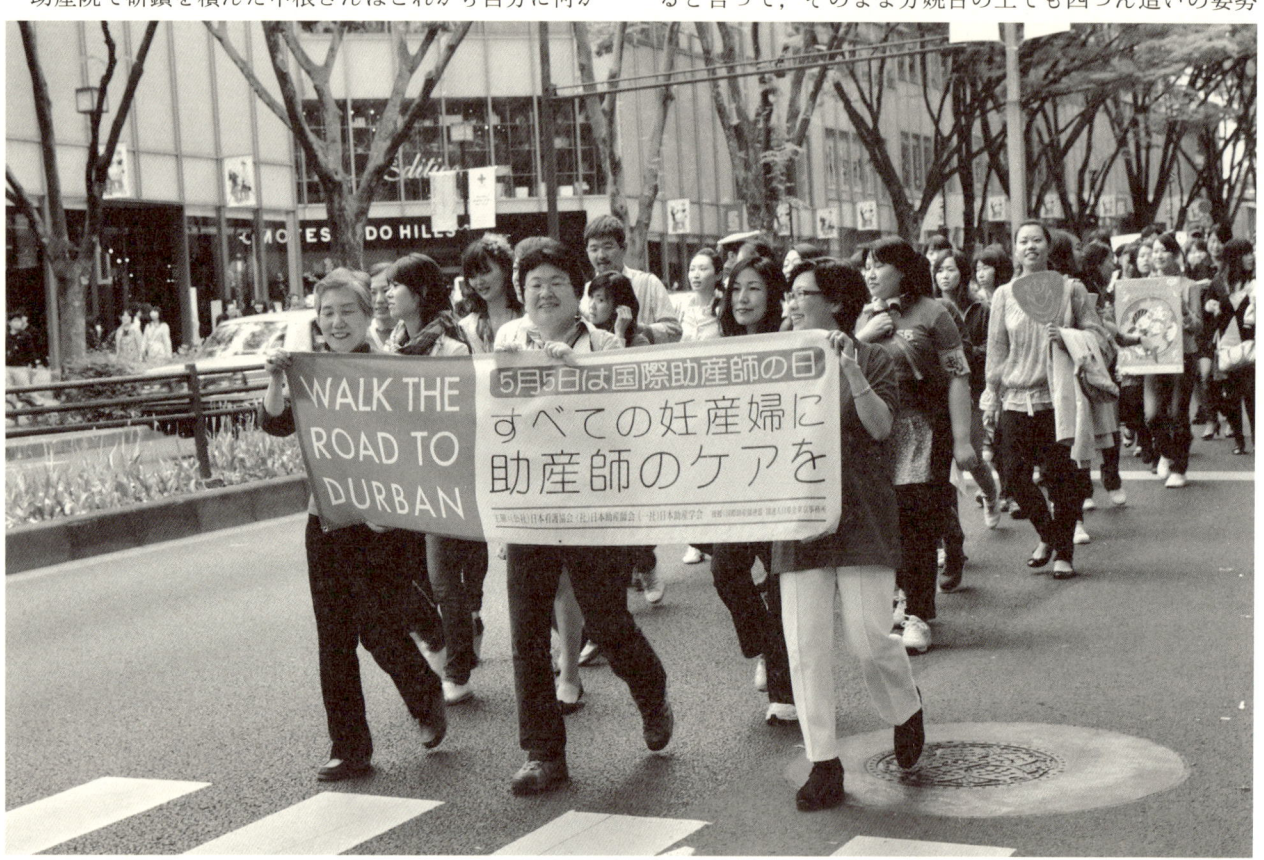

6年ぶりに1度だけ復活したSAMBAパレード（2011年）

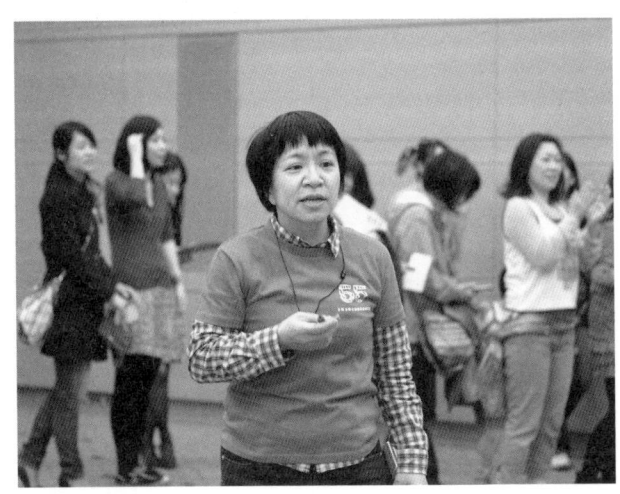

中根直子さん

をとり問題なく生まれたんです。それが病院での初フリースタイル分娩でした。その場に3人いた助産師たちは『へー，こんな風なんだー』と言いながら見ていました。それから徐々にですが勉強会をやったりして日赤医療センター内でもフリースタイルが浸透していったのです。今はフリースタイルのお産があたりまえになりました」。

　2011年5月5日に助産師パレードがあることを知り，中根さんと久々に再会しました。飾り気のない外見は20年前とちっとも変らず，ちょっとクールに，でも熱い情熱を内面に秘めた中根さんがサンバホイッスルを吹きながらみんなを鼓舞する姿を見て，私はちょっと目頭が熱くなりました。最近訪ねた日赤の分娩室は2009年末に新しくなって，外光が入り，ゆったりとした快適な空間で，バスタブまで設置されていました。日赤は正常分娩は助産師がお産を介助する歴史が長いそうですが，ある中堅助産師は「医師と意見を述べ合うことができ，とてもやりがいのある職場」と言います。また中根さんは，助産院で働いた経験を踏まえ「助産院は冒険をしないことが大事」と提言します。

◎孤立する母親

　さて，ここ数年，私は女たちがこんな言葉を口にするのを何度か聞きました。「知らなかったんです」「誰からも教えてもらわなかった」。

　高学歴社会になり，インターネットでさまざまな情報や知識をいとも簡単に得られるような世の中なのです。生きてゆくうえで大切なことは，一昔前だったら祖父母や親兄弟，身近な頼れる大人に教わってきていたのでしょうが，核家族化が進み，衣食住や妊娠，出産，育児といったいのちの根源的な営みでさえ，その知恵や伝承は私たちの身近から遠ざかってしまったのかもしれません。育児の孤立化というような話題が出始めたのは，ちょうど私がお産にかかわり始めた頃でしたが，育児ノイローゼで子どもを道連れに飛び降り自殺をしたり，虐待などの現象が近年目に見えて増えてきました。

　また，私はある時，女子高生が自殺というニュースを見て大きなショックを受けました。輝くばかりに美しいはずのこの時期に，人生を悲観し自ら死を選ぶなんてあまりにも悲しすぎると思ったのです。中学，高校だけでなく小学校でもいじめや不登校，引きこもりなどが多発しました。他者とのかかわりが持てなかったり，コミュニケーションがとれなかったりする若者が増えています。最近は携帯電話の普及で子どもたちの心や行動が見えにくくなっているような気もします。親と子，夫婦間でも気持ちがすれ違ったりして，社会ばかりでなく家庭の中でもストレスを感じるような世の中なのです。ささいなことでキレたり，不満をつのらせる子どもは，大人たちの姿が反映された現代病なのかもしれません。

◎神さまからのギフト—高橋小百合さん

　JIMONのメンバーだった高橋小百合さんは第1子を出産した後，助産師学校へ通い始め，病院と助産院勤務を経て出張分娩を始めました。好奇心旺盛だった高橋さんは，学生の頃アイヌ部落を訪ねたのがきっかけで，アイヌの伝統的なお産婆さんである故青木愛子さんと出会いました。愛子さんのかたわらで過ごす日々の中で，「ばばがやっている（お産や治療のこと）んではないんでしょ。神さまがやっているんでしょ」という言葉を耳にしてきました。そこで何か特別な技術を学んだわけではありませんが，お産やさまざまな場面でわからなくなったり不安になった時などは，「大丈夫だあー，ココ（胸）に手を当てて聞けば答えはちゃんとわかるっしょ」と愛子さんに言われたのを思い出すそうです。高橋さんは子どもたちを自然の中で育てたい，開業すれば旅行もできなくなるから，日本で一番きれいな風景が窓から見えるところに住みたいと長野県安曇野市に助産院ウテキアニをオープンしました。

　ウテキアニとはアイヌ語で「互いに手を取り合いましょう」という意味で愛子さんがつけてくれたそうです。その解釈は「愛」であり，ウテキアニを目指して生きるのは難しいけれど，それが私の人生の目的だと，高橋さんは言います。シングルで4人の子どもを育てながらお産からたくさん学んできて，今は高橋さんのもとで出産した助産師たちも地域で開業し始めました。開業当初からウテキアニを助けてくれていた嘱託病院が，若手の助産師たちの活動も大きく支えてくれているのだそうです。

　「年に1人くらいは病院でのお産になるけれど，私が病院の医師やスタッフの方たちを信頼しているから，妊婦さんたちも必要なときは医療の介入を素直に受け入れてくれると思います」「若い助産師たちには，自分自身

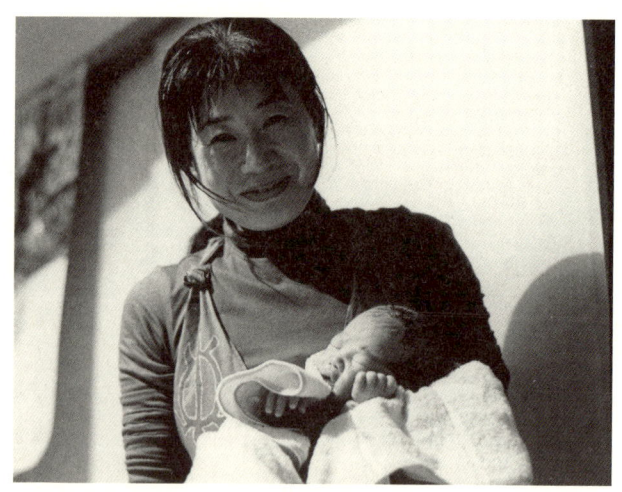

高橋小百合さん

を高め，日常の暮らしの中に愛を育てることができるように教えています。そして，私自身ももっと学ばなくてはいけません。助産師は神さまからのギフトだと思っています。好きというにはあまりにもハードな仕事だけど，自然なお産はいのちの源だからこそ真実を学ばせてもらえます。時代は変化し，形だけ見るとお母さんたちは変わってきたのかもしれない。でも，人間の問題は時代が変わっても同じ。愛し合うことが上手くできなかったり，何かの価値観にとらわれて自分で苦しみを作り出してしまっているんです」。

◎すべてのバランスがとれるお産を
　—田口眞弓さん

　田口眞弓さんは，看護師として11年間勤めた後に助産師を目指し，実習で出会った地域の開業助産師の姿を見て自分も開業したいと考えました。病院での臨床経験を積み，1995年に出張専門で独立開業し1997年に埼玉

県所沢市に助産院もりあねをオープンしました。"もりあね"という名称は古語で「守る姉」という意味を持つそうです。

次第にお産の数も増えて年間100件くらいのお産を受けるようになりましたが、開設から10年目の2007年から1年間ほどお産の取り扱いをお休みしました。その間に病院や他の助産院に研修に行き、石川県のひろ助産院のオープンシステムを知り、「これだ、この体制を取り入れたい」と思ったそうです。地域の開業助産師がそれぞれに妊産婦を受け持ち、独立した関係で互いにサポートし、助産師が生き生きと元気に仕事をしていました。

お産の取り扱いを再開し準備期間を経て、新しいシステムをスタートしました。自分が受け持つお産の件数を決め、その件数を超える場合は地域の開業助産師にもりあねを利用してお産を受けてもらうことにしたのです。今は開業助産師4人がもりあねを拠点とし、お互いにサポートし合う関係を築いています。1対1の関係を大切にし、プライマリーケアを心がけ、また助産師はそれぞれが独立してかかわることにより、責任や向上心がより高まると田口さんは考えています。

助産院もりあねでは、まわりに広がる畑で無農薬野菜を育てています。「スタッフが手入れしてくれて、私は収穫するだけなの」。インタビューの帰り際に田口さんがインゲンやトマト、ブルーベリーをもいでくれました。もりあねでお世話したお母さんたちも畑で野菜を作っているそうです。こういうつながりが大事だなあと私は思いました。田口さんは「お母さんの心や身体が整い、赤ちゃんの姿勢もよく、すべてのバランスがとれるとお産はすんなり進むのです」と言います。最近の出産準備クラスでは、産む女性を讃えて、夫たちには自然な営みであるお産にいのちをかけて挑む妻に敬意を払い、ともかく大切にするようにと伝えているそうです。

◎ **お産した人から学ぶ―山本詩子さん**

神奈川県横浜市金沢区。坂を登った高台に山本助産院があります。「開業助産師はチームワークがないと始まらない」。そう言う山本詩子さんは助産歴31年。ここでお産した助産師たちがスタッフとして日々腕を磨くのをサポートしています。山本さんは横浜市立大学附属病院に11年勤務した後、いったん家庭に入りました。もともとじっとしていられないタイプで、自宅でおっぱいのケアを始めました。近所の池川クリニックの池川明医師から「山本さん、せっかくの助産師ライセンスなんだから、お産やったらいいじゃない」と言われ、たまたま自宅出産をしたい人がいて「僕のところの分娩室を使って。いつでもサポートしますから」と背中を押してくれたそうです。

同じ頃、同窓生の豊倉節子さんが市内で開業し、お産の手伝いに行き始めました。病院のお産しか知らない山本さんは豊倉助産院のお産を見るのが楽しくてたまらな

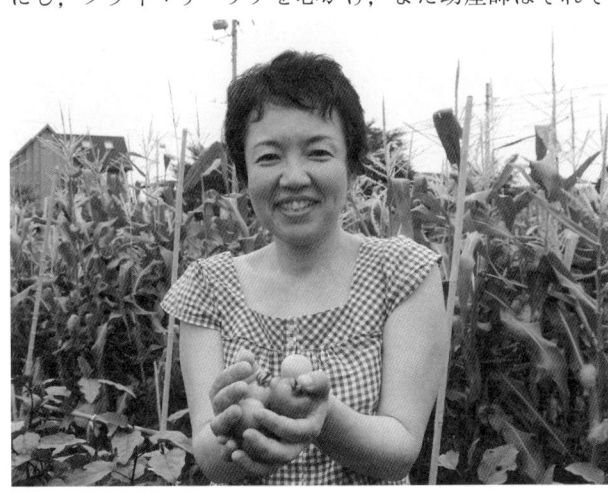

田口眞弓さん

かったと振り返ります。そのうち豊倉さんから「あなた自分でやりなさいよ。私が手伝うから」と勧められて自宅でお産もやるようになったのです。同窓生の宮下美代子さんも自宅出産を始め、3つどもえの関係で助け合いながらやってきました。

「お産したお母さんたちにいろんなことを教えられました。自主活動する母親たちは支え合うでしょう。"母力(はちから)"が育ち、ささいなことは医療者に相談しなくても親同士で解決するんです」。地下に作ったスペースをお母さんや地域にも開放し交流の場を持っています。山本さんは「神奈川県助産師会は全国に先駆けて搬送事例の検討会をやってきました。事故を隠蔽してはいけないし、組織で取り組むことが大事で、医療連携は不可欠です。自然なお産は誰にでもできるわけじゃなく、今は相当の覚悟と気合いが必要です」と言います。

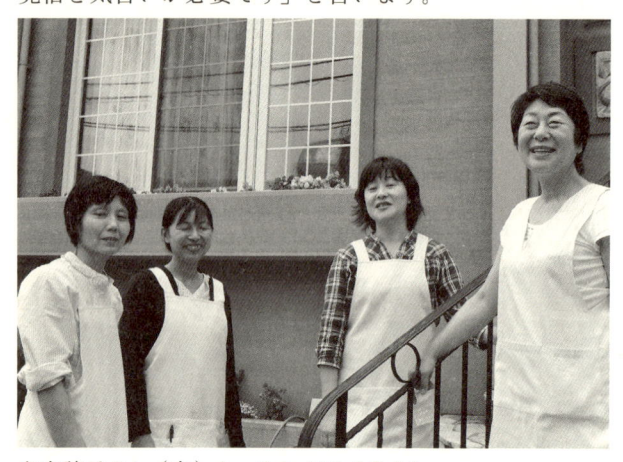

山本詩子さん（右）と、スタッフのみなさん

◎フィーリング・バース―矢島床子さん

これまで私がかかわってきた助産師さんたちは医師との連携を大切にし「病院あっての助産院」と口を揃えます。前述の矢島床子さんは多摩地域で医師や助産師仲間と「ハンズの会」を作り勉強会を重ねてきました。その中心メンバーで昨年、府中の森 土屋産婦人科を開業した土屋清志医師は矢島助産院を始め、近隣の助産所27か所の嘱託医を受けているそうです。矢島さんは「お産はできるだけ地域で支えたいし、いのちをつないでゆく女性たちをもっと豊かにしたい。お産を楽しんでほしいし、心と身体で感じるお産をしてほしいんです。そのために医療のバックアップは必要で、地域を支えるのが医療の役割だと思うのです」。矢島さんは自分がこれまで取り組んできたお産を"フィーリング・バース"と名付け、全国に広めています。若い助産師たちには「産婦を1人にしない」「いつも身体のどこかに触れていること」「産婦のすべてを受け入れる」、この3つを伝えているそうです。

◎自分の身体を愛してほしい―杉山富士子さん

杉山富士子さんは東京都杉並区にファン助産院を開業して27年、すでに親子2代のお世話をするケースもあると言います。今、女性たちの身体が変わりつつあることを危惧し、1人ひとりに手厚いケアをしています。「働く女性たちの多くは夜遅くまで仕事をし、身体を酷使しているので首から背中にかけて強張っていて、お産がとても長引くことがあります。また食生活も偏りがあったり、睡眠のリズムも自然からかけ離れていて身体は冷えています。身体にいいことを始めるとそれだけ自分に返ってくるのですから、もっと自分の身体を愛してほしい」。そのためには思春期の頃からの教育が大切で、「母親が健康であることは家族の幸せの源なのです」と言います。

杉山さんは女性が自分の力を出し切って産む、静かなお産が好きだそうです。夜がうっすらと明ける頃、産婦

さんにううーっと努責がかかり「いいよ、いいよ、自分がしたいようにやって」そう声をかけながら、産婦さんが気持ちよく産めるように静かに手を添えるだけ。「ああ、この人は何もしなくても赤ちゃんはひとりでに生まれてくる」。そんな、産む人がまるで杉山さんに助産師としての醍醐味をプレゼントしてくれるような、究極のお産に何度も立ち会ったそうです。

しかしここ数年は、ガイドラインからはずれて助産院で産めない人が増えていると、話を聞いた助産師のみなさんが口を揃えます。杉山さんはさらに自分の内なる助産婦魂についてこう語ります。「助産師の仕事は自分との闘いです。人と人とのかかわりの中には苦しみもあるけど、喜びを見出すことが生き甲斐です」。

◎世界に誇る日本の助産師

今、日本の開業助産師の仕事が、途上国を中心に注目され海外から多くの見学者が訪れているのは興味深いことです。帝王切開が多かったり器械的なお産が多いそれらの国はきめ細かい助産師のケアがなく、妊婦教育も行きわたっていないので日本の助産院に学びにくるのだそうです。また、近年わが国のお産の現場からは医療者のさまざまな葛藤の声が聞こえてきます。労働条件の過酷さや訴訟の多さで産科医師が不足し、お産を取りやめる病院が少なくないため"お産難民"という言葉まで出てきました。

私はこれまでわずかながら産科医師の仕事も垣間見てきましたが、日本の周産期医療者たちの多忙さと献身は想像以上で、計り知れないものがあると感じています。自分こそが大事なのだと高い要求を突きつける医療の受け手は、知らぬうちに病院のスタッフをこてんぱんにしてしまうこともあり得るのです。

国は女性たちが自然なお産を手放すことなく産む力を発揮できるよう、産科医療システムを援助してほしいし、地域や施設の中で助産師は助産の心を紡いでほしいと願っています。産む側は感謝の気持ちを忘れず、産むのは自分であり、いのちの厳粛さをいつも胸に刻んでいてほしいと思います。

◎母性を開花させるケア

振り返ってみると、時に遠出もしましたが、自分の生活圏である中央線沿線地域を中心に行ったり来たりしてお産につきあってきました。カメラマンとしてのフィールドはきわめて狭い世界ではあったけれど、いつも妊産婦さんがそばにいて、新生児のふんわり柔らかな匂いに包まれていたのは幸せなことでした。

今回、本書の写真の掲載許可をいただくため、お１人おひとりに電話をかけ、声を聞くのは楽しい作業でした。10年、15年ぶりなんて方もいて、「あの時の子がこんなに大きくなったんですよ」とメールで写真を送ってくださったり、年月を経て新たにつながることができたのは思いがけないご褒美でした。

あたりまえですが、お産はゴールではありません。山あり谷ありの子育てが始まり、家族が増えればそれだけ心配事やさまざまな苦労もやってきます。ありふれた毎日がいかに幸せなことか、私たちは小さないのちに教えられます。与えられた苦難をどう受け止め歩んでゆくのか、常に神さまに試されつづけているのです。

インタビューに応じてくださった敬愛する助産師のみなさまに深く感謝いたします。助産師がいかに深く女性たちの心と身体をサポートしているかが今回のインタビューでわかりましたし、地域でも施設でも重要な役割を担っていることを教えていただきました。そして、助産とはお産を助けるのみならず、母性を開花させるためのケアでもあると、ますます確信しました。

photo list

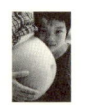

2p
2010年6月

6～7p

9p
2010年8月

10p
1993年9月

11p
1993年9月

12p
2001年1月

13p
2011年3月

14p
1998年9月

15p
1996年1月

16p
1998年2月

17p
1995年12月

18～19p
1994年7月

20p
2011年1月

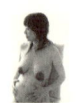

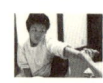

21p
2011年1月

22～23p
1999年8月

25p
1997年11月

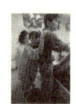

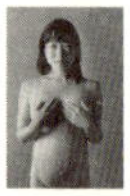

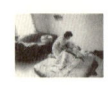

26p
2006年3月

27p
2005年11月

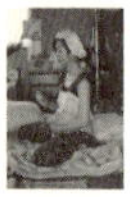

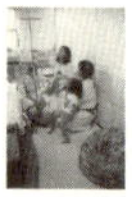

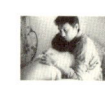

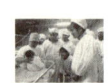

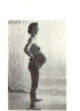

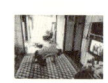

28p
1995年7月

30p
1991年5月

32～33p
1996年9月

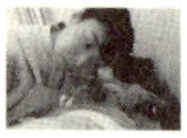

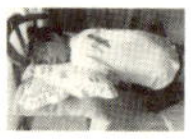

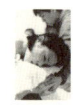

34p
1996年7月

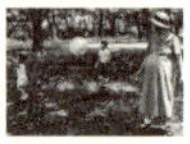

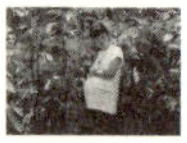

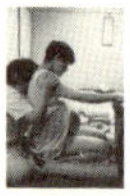

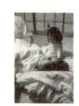

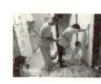

35p
1998年10月

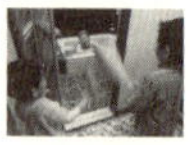

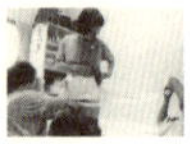

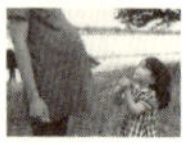

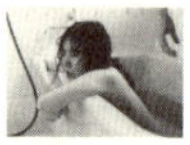

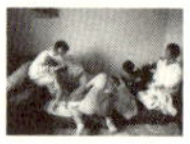

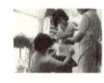

36p
1998年4月

37p
1994年6月

38p
1997年10月

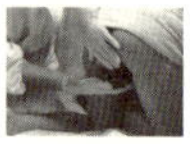

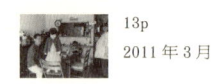

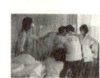

39p
2011年2月

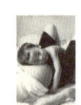

40p
1999年9月

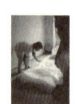

41p
1996年9月

42p
1997年9月

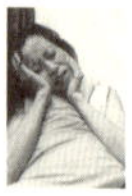

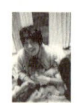

44p
2000年12月

45p
1998年6月

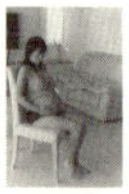

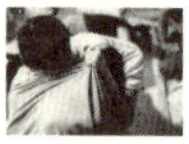

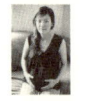

46～47p
2006年9月

49p
1998年7月

50～51p
2001年3月

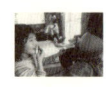

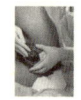

52p
1996年3月

53p
1996年4月

54～55p
2007年1月

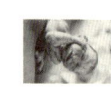

56p
1992年1月

58p
2000年4月

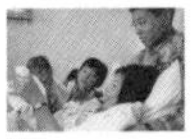

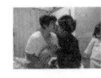

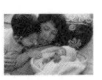

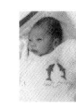

60p 1998年11月	74p 2000年12月	86p 1999年1月	101p 1997年10月
61p 2002年11月	75p 1998年5月	87p 2006年8月	102p 2001年4月
63p 1997年6月	76p 1996年3月	90〜91p 2000年2月	103p 1998年4月
64p 2005年11月	77p 1996年3月	92p 1987年5月	105p 2010年10月
65p 1994年6月	78p 2005年11月	93p 2001年1月	106p 1998年3月
66p 1997年	80〜81p 1997年2月	94p 2003年9月	
68〜69p 1994年6月	82p 1999年9月	95p 1999年9月	
70p 2010年9月	83p 1999年9月	96〜97p 1998年10月	
71p 2000年12月	84p 2003年11月	98p 1999年7月	
72〜73p 2001年1月	85p 2000年12月	100p 2000年7月	

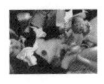

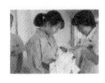

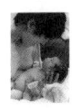

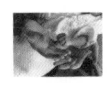

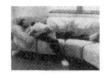

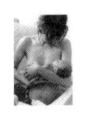

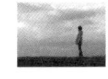

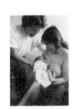

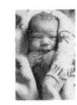

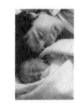

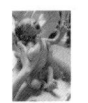

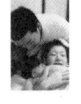

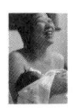

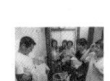

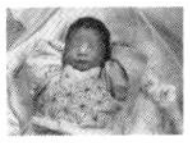

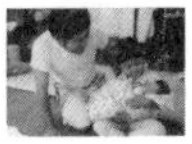

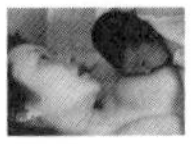

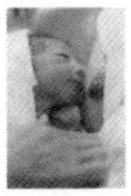

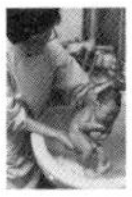

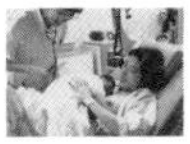

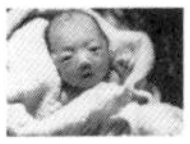

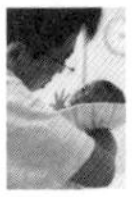

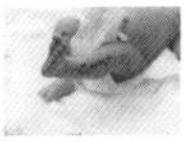

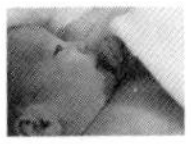

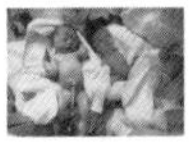

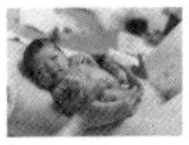

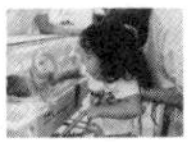

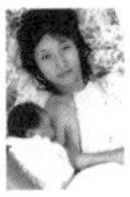

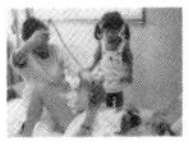

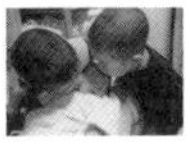

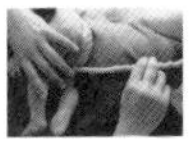

凡例

写真	掲載頁 撮影年月

謝辞

多くの方たちのお力添えで，この写真集が生まれたことを感謝いたします。

杉山富士子さま　矢島床子さま　山本詩子さま　田口眞弓さま
中根直子さま　高橋小百合さま

写真集に登場してくださったすべての母たち，赤ちゃん，ご家族
お名前を記せませんでしたが，お産の撮影でお世話になった産科医師の皆さま
助産師の皆さま　病院　産科診療所　助産院スタッフの皆さま

医学書院『助産雑誌』編集室　綿貫桂子さま　伊藤恵さま
「いのちの響き」を担当してくださっていた高木貴美子さま　野中良美さま

編集担当の竹内亜祐子さんは常に思いを共有し，
的確なアドバイスときめ細やかな援助を与えてくださいました。
アートディレクション＆デザイン担当のミスター・ユニバース　関宙明さんには
言葉をこえた感性でこの本の土台と構成への助言をいただき，
ステキな魔法をかけてくださいました。
おふたりに心からお礼を申し上げます。

最後に，今は亡き青柳かくいさんに祈りと感謝を捧げます。

夏の終わりに

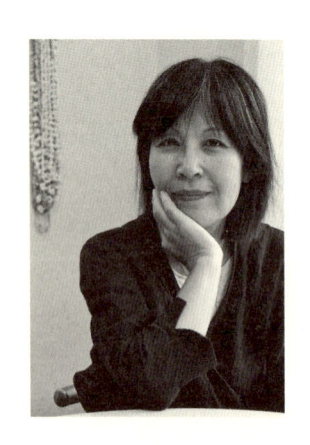

宮崎 雅子　略歴

写真家。長崎市で生まれる。
長崎県立女子短期大学卒業。現代写真研究所にて写真を学ぶ。
20歳代後半から出産，赤ちゃん，子どもなど，いのちをテーマにしたドキュメンタリー写真を撮りつづけ，新聞・雑誌・書籍などに作品を発表している。
2011年より『助産雑誌』に「いのちのささやき」を連載中。
龍村仁監督 映画「地球交響曲第五番」の誕生シーンを撮影。つづく第六番，第七番でもスチール撮影で制作に参加した。
写真教室や講演なども行い，音楽家とのコラボレーションも多数。

● 著書
[写真集]　『NICUのちいさないのち』（メディカ出版）
　　　　　『SIGN OF LIFE 胎動―写真で綴る自然出産のメモリアル』
　　　　　（ショパン）
[共　著]　『いのちを産む―お産の現場から未来を探る』（学研）
　　　　　『増補版ベビーサイエンス 赤ちゃんはすごい』
　　　　　（メディカ出版）
[共編著]　『それにしても楽しいお産だったなぁ』(学陽書房)
[DVD]　『いのちの訪れ～女達の祈りの世界～』（UTEKIANI）

● 写真展
「～助産婦の道６０年～お産わが人生」1989年，ドイフォトプラザ
「胎動―写真で綴る自然出産のメモリアル」1994年，ニコンサロン
ほか多数

URL http://www015.upp.so-net.ne.jp/m-miya/
マタニティフォトアトリエ Mother of Pearl
☎ 042-312-4076
e-mail m-miya@cj8.so-net.ne.jp